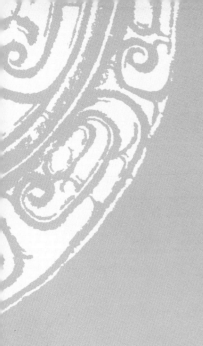

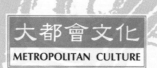

大都會文化
METROPOLITAN CULTURE

大都會文化
METROPOLITAN CULTURE

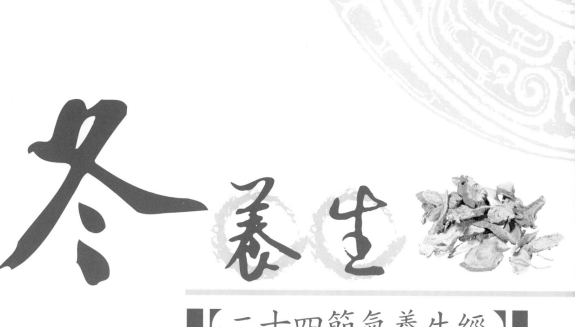

冬養生

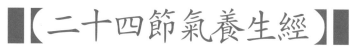

【二十四節氣養生經】

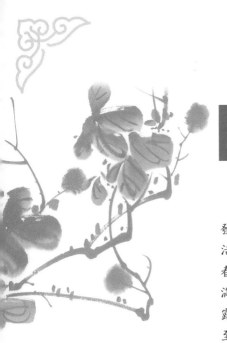

【推薦序】

　　我國的歷史發展淵遠流長，老祖宗們在千年前就發明了農曆曆法來制定時間，以配合人們的日常生活。更在曆法中設置二十四個節氣，將一年分爲立春、雨水、驚蟄、春分、清明、穀雨、立夏、小滿、芒種、夏至、小暑、大暑、立秋、處暑、白露、秋分、寒露、霜降、立冬、小雪、大雪、冬至、小寒、大寒等節氣，讓農民能根據節氣進行春耕、夏耘、秋收、冬藏等農事活動，以順應四時，五穀不絕。民間爲此還有首簡單的《節氣歌》流傳：「春雨驚春清穀天，夏滿芒夏暑相連，秋處露秋寒霜降，冬雪雪冬小大寒。」時至今日，二十四節氣曆法仍舊存在於民間，影響著各行各業。

　　而養生之道，在歷代均廣受重視，漸漸先祖們發現「天人合一，順應四時」養生更是重要。《黃帝內經》上說：「四時陰陽者，萬物之根本也，所以聖人春夏養陽，秋冬養陰，以從其根。」清朝高士宗的《素問直解》：「春夏養陽，使少陽之氣生，太陽之氣長；秋冬養陰，使太陰之氣收，少陰之氣藏。」張志聰則在《素問集注》中提到：「春夏之時，陽盛於外而虛於內；秋冬之時，陰盛於外而虛於內。故聖人春夏養陽，秋冬養陰，以從其根而培養之。」由此可見。

　　中國傳統醫學正是符合這種天人合一、陰陽協調的整體養生觀念，認爲人們如若能隨著自然秩序而作，故能健康長壽，反道而行，則會傷身礙神。因此，當大都會文化出版社的編輯朋友，拿了這本根

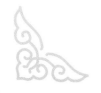

據二十四節氣訂定的養生經典請我推薦，我自是高興地接受了。本書是根據季節中一個個節氣撰寫，並引經據典，收錄先聖先賢的養生智慧，及歷朝歷代的養生精髓，復加上中西雙方醫學知識的融合，實妙不可言。首先提到的風俗單元，講述不同節氣中流傳下來的民俗文化、風土民情，既讓人追本溯源又添趣味性；起居方面，中國傳統醫學兼併現代西方醫學，將各節氣的常發疾病述說分明，教人調養生息；運動方面，依各節氣的經絡走向安排運功鍊氣，修身健氣；飲食方面，遵從中醫原理列定藥膳食療，頤身養神；藥方方面，針對該節氣好發疾病開方建議，治病防疾；最後的房事單元，則將該節氣應當注意的房事節律和禁忌一一闡述，如若遵循則保精聚氣、抗衰延壽。

本書內容豐富，集結養生精華，而順應節氣時令的安排，更是與養生健康之道相合，實為新世代的養生保健觀念，故推薦讀者朋友閱讀，相信定能讓各位於日常生活中有所獲得。

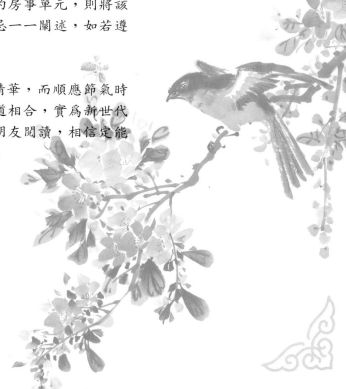

中國醫藥大學　醫學博士

吳龍源 醫師

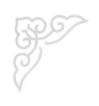
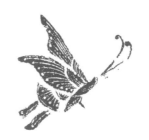

【目 錄】

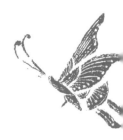

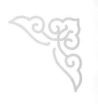

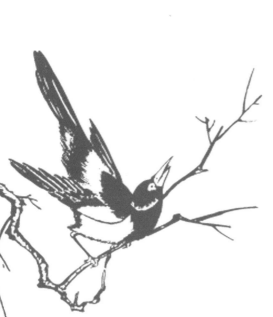

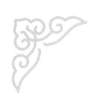

【前言】

　　本書以中國古代「天人合一，順應四時」的養生法則為基礎，詳細介紹了季節變換、節氣交替中的養生方法，其中收錄了古代最行之有效、最有價值的養生功法及食療藥方，並結合一些現代科學的食療理論及鍛鍊方法，使讀者能夠輕鬆掌握延緩衰老、永保青春及祛病延年的祕訣。

一、時序養生的重要性

　　《老子》上說：「人法地，地法天，天法道，道法自然。」

　　《黃帝內經》上說：「四時陰陽者，萬物之根本也，所以聖人春夏養陽，秋冬養陰，以從其根。」

　　《養老奉親書》上說：「人能執天道生殺之理，法四時運用而行，自然疾病不生，長年可保。」

　　由此可見，我們的祖先在幾千年以前就認識到了順應四時、效法自然的養生之道。我國傳統醫學及養生學認為，人是存在於宇宙之間的一個小宇宙，宇宙中各種變化會對人體有影響，人體也會對宇宙的各種變化有感應。自然界的寒來暑往等興衰變化，風雨雷電等自然現象，尤其是四時節氣交替及其所帶來的風寒暑溼燥熱等氣候環境，對人的情緒及健康有著重要影響。所以我們的祖先認為想長壽延年，就要順應四時，通過修煉達到天人合一的境界，並認為服藥保健不如通過調養心神而進行形體修煉。

　　《黃帝內經》中說：「聖人不治已病治未病」，認為人們應該在身體沒有得病的時候通過保養和鍛鍊提高身體的免疫能力，從而杜絕疾病的發生，達到保健的效果。清代著名醫學家汪昂在《勿藥元詮》中說：「夫病已成而後藥之，譬猶渴而鑿井，鬥而鑄兵，不亦晚乎？」指出往往由於人們在病症明顯時才去治療，就好比口渴了才去鑿井，戰爭已經開始了才去鑄造兵器，會使病情延誤而不能得到很好的治療。這也是自黃帝以來的所有醫家與道家的養生觀點。防微杜漸，預防為主，治療為輔，這也是現代養生保健的重要方法。而節氣交換之際，氣溫變化大，是人體致病的主要因素。所以根據二十四節氣的各自

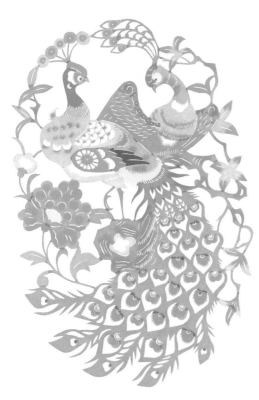

界的八風。我按照他所說的去做，漸漸頭上長出了黑髮，口中也長出了新牙，並且一天走上三百多里地也不覺得累。我今年已經一百八十歲了，本該成仙，可是我卻顧戀子孫，便在二十年前開始又以人間的五穀雜糧為食，可是由於我每天枕著神枕，所以仍然不曾衰老。」漢武帝仔細打量這位老翁，發覺他也就像五十來歲的樣子，便向他的鄰居們打聽情況，結果鄰居們的說詞完全一樣。於是漢武帝便從他那裡討到了神枕方，只是不能像他那樣只飲水而不食五穀。

氣候特點，循序漸進地施行身體保養，將對疾病的預防有著正向意義。

相傳漢武帝有一次東巡泰山，見一老翁的後背發出幾尺高的白光，便問他是不是學了長生不死的道術。老翁對漢武帝說：「我曾經在八十五歲的時候，衰老得頭髮變白，牙齒掉落，甚至生命垂危。有一位道士告訴我要常吃棗，並且只喝水而不吃五穀糧食，並且傳授我一個神枕方，讓我在枕頭裡放三十二種中藥，其中有二十四味藥是無毒的，以應一年的二十四節氣，八味藥是有毒的，以應自然

這個傳說聽著有點玄虛，只不過漢武帝在歷史上是一位極其好色的皇帝，他活了七十歲，這在歷代的好色皇帝中可算作是高壽的了。當然這與他注重養生修煉是分不開的。也正因為如此，所以後世的修煉家們才把他附會於仙丹妙藥的故事中。可是在今天的文明社會裡，有些人並不好色，並且很注重身體的保養，講究衛生，參加各種體育運動，然而卻無法得到一個健康的身體，甚至過早離開人世。並且這些人中，大部分是知識水平較高的人群，甚至有些人就是運動員、醫生和養生學家。這是為什麼呢？其實關鍵就在於對養生知識的錯誤理解和片面認識。尤其不懂得順應四時的養生原理，只知對身體備加呵護，最終卻導致身體適應自然的能力

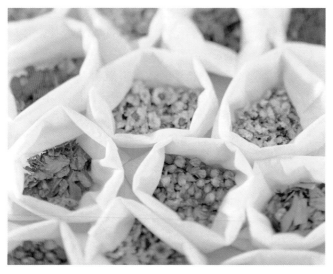

二十四物，以應二十四氣。烏頭、附子、藜蘆、皂角、菵草、礜石、半夏、細辛八物毒者，以應八風。右三十二物各一兩，皆咀嚼。以毒藥上安之，滿枕中，用囊以衣枕。百日面有光澤，一年體中無疾，一一皆癒而身盡香。四年白髮變黑，齒落重生，耳目聰明。」

降低，無法適應不同節氣的氣候變化，使身體日漸脆弱，無法抵禦自然界的春瘟、秋燥、夏暑和冬寒；或者違背時序養生法則進行體育鍛鍊，到頭來事與願違，仍無法逃脫風寒暑溼燥熱六淫對身體的傷害。

元朝的《飲膳正要》收錄了神枕的藥方：「用五月五日、七月七日取山林柏，以為枕，長一尺二寸，高四寸，空中容一斗二升。以柏心赤者為蓋，厚二分，蓋致之令密，又使開閉也。又鑽蓋上為三行，每行四十九孔，凡一百四十七孔，令容粟大。用下項藥：芎藭、當歸、白芷、辛夷、杜衡、白朮、蘽本、木蘭、蜀椒、桂、乾薑、防風、人參、桔梗、白薇、荊實、肉蓯蓉、飛廉、柏實、薏苡仁、款冬花、白衡、秦椒、環蕪凡

這小小藥方其實不過是古代養生成就中的滄海一粟，而古代關於時令養生的理論與方法卻像一條堅固的船，載你駛向健康長壽的彼岸。

二、淺說二十四節氣

我國古代將一年分成自立春至大寒共二十四個節氣，以表徵一年中天文、季節、氣候與農業生產的關係。它是中國古代獨特的創造。作為一部完整的農業氣候曆，在指導農業生產上發揮了較大作用，所以沿用至今。

地球每365天5時48分46秒圍繞太陽公轉一周，每24小時還要自轉一周。由於地球旋轉的軌道面同赤道面不是一致的，而是保持一定的傾斜，所以一年四季太陽光直射到地球的位

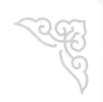

置是不同的。以北半球來講，太陽直射在北緯23.5度時，天文上就稱為夏至；太陽直射在南緯23.5度時稱為冬至；夏至和冬至即指已經到了夏、冬兩季的中間了。一年中太陽兩次直射在赤道上時，就分別為春分和秋分，這也就到了春、秋兩季的中間，這兩天白晝和黑夜一樣長。反映四季變化的節氣有「立春、春分、立夏、夏至、立秋、秋分、立冬、冬至」八個節氣。其中立春、立夏、立秋、立冬叫做「四立」，表示四季開始的意思。反映溫度變化的有「小暑、大暑、處暑、小寒、大寒」五個節氣。反映天氣現象的有「雨水、穀雨、白露、寒露、霜降、小雪、大雪」七個節氣。反映物候現象的有「驚蟄、清明、小滿、芒種」四個節氣。

二十四節氣的形成和發展與傳統農業生產的發展緊密相連。農業發展初期，由於播種和收穫等農事活動的需要，開始探索農業生產的季節規律，出現了春種、夏長、秋收、冬藏的概念。春秋戰國以後隨著鐵製農具的出現，農業生產對季節性的要求更

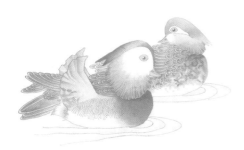

高了，就逐漸形成了節氣的概念。春秋時已用土圭測日影定節氣。最初只有夏至、冬至，隨後逐漸增加了春分、秋分及立春、立夏、立秋、立冬。西漢《淮南子·天文訓》中始有完整的二十四節氣的記載，它是以北斗星斗柄的方位定節氣。定立春為陰曆的正月節（節氣），雨水為正月中（中氣），依此類推。全年共十二節氣和十二中氣，後人就把節氣和中氣統稱為節氣。二十四節氣後傳入韓國、日本等鄰國。日本在江戶時代（1603～1867年）開始採用，並傳至今日。

節氣交替產生的天氣變化對人的生理有很大的影響。通過科學研究人們發現，人的血色素在夏季降低，在冬季升高。人體的白血球在冬季較高，十二月份最高。人體的血小板在三、四月份較高，在八月份降低。成年人的凝血酶原在冬、春季時低，並在氣團活動及氣壓變化時出現波動。人體內的纖維蛋白原冬季低於夏季，冷鋒後可降低。人體內的血清蛋白、總蛋白數自冬至夏會減少，白蛋白夏天高，冬天低，球蛋白冬季高，夏季低。人體的血容量會在冷氣團、冷鋒後降低，受熱後增加。人體二氧化碳的結合力在十二月份最高，六月份最低。人體的血磷在二月份最低，夏秋最高。人體的血鈣在二、三月份最低，八月份最高。血鎂在二月份最

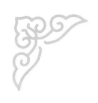

低，十二月最高。血碘在冬季最低，夏季最高。人體毛細管的抵抗力會在冷鋒後增強，暖鋒後降低。人體組織的穿透力會在冷鋒後減少，暖鋒後增強。

節氣交替所產生氣象中的溫度、溼度和氣壓的變化，對人身體的健康有著重要影響。其中氣壓與人體健康關係尤其密切。氣壓與人體的影響，概括起來分為生理和心理方面。

氣壓對人體生理的影響主要是影響人體內氧氣的供應。人每天需要大約750毫克的氧氣，其中20％為大腦耗用。當自然界氣壓下降時，大氣中氧分壓、肺泡的氧分壓和動脈血氧飽和度都隨之下降，導致人體發生一系列生理反應。以從低地登到高山為例，因為氣壓下降，身體為補償缺氧就加快呼吸及血循環，出現呼吸急促、心率加快的現象。由於人體（特別是腦）缺氧，還出現頭暈、頭痛、噁心、嘔吐和無力等症狀，甚至會發生肺水腫和昏迷，這也叫高山反應。

同時，氣壓還會影響人體的心理變化，主要是使人產生壓抑情緒。例如，低氣壓下的陰雨和下雪天氣、夏

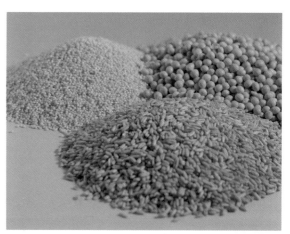

季雷雨前的高溫溼悶天氣，常使人抑鬱不適。而當人感到壓抑時，自律神經趨向緊張，釋放腎上腺素，引起血壓上升、心跳加快、呼吸急促等。同時，皮質醇被分解出來，引起胃酸分泌增多、血管易發生梗塞、血糖值急升等。另外，月氣壓最低值與人口死亡高峰出現有密切關係。有學者研究了72個月的當月氣壓最低值，發現48小時內共出現死亡高峰64次，出現機率高達88.9％。

由此可以看出，現代科學已證實了氣候變化對人體健康的影響。一年中的氣候，隨二十四節氣的不同而有所變化，各自有各自的特點，所以根據節氣的不同而採用不同的養生方法，才能有效地得到健康的身體。古代養生家們極注重不同時節採用不同的養生方法。在我國古代，一年二十四個節氣，每一個月兩個節氣，哪一

個節氣應該吃些什麼東西，做些什麼運動，是很有講究的。我國古代的二十四節氣，不但是古人天文觀察上的成就及生活經驗的總結，而且包含著周易八卦及五行的辯證思想。

三、八卦與二十四節氣

我國最初用八卦中的震、離、兌、坎代表春、夏、秋、冬。由於每卦中有六個爻，所以四個卦共有二十四個爻以代表二十四節氣。東方春天是震卦五行屬木，南方夏天是離卦屬火，西方秋天是兌卦五行屬金，北方冬天是坎卦五行屬水。震卦、離卦、兌卦、坎卦，分四季每卦六爻，每一爻管15日，每卦共管90日，四卦共管360日。

這樣，八卦中的六十四卦除掉震、離、兌、坎四個正卦則餘下六十卦，共有三百六十爻、每爻代表一日，共有360日。可是每年共有365.25日，所以尚有5.25日無爻可對，於是將此5.25日均分六十卦，如果每日為80分，則5.25日共為420分。將這420分均分六十卦，則每卦為7分，由於一爻生一日，一卦主6日，加上平均來的7分，所以一卦配以6日7分。此即漢代著名易學家孟喜的「六日七分法」。由於古人將每個

節氣的五天作為一候，所以一年有十二個月，二十四節氣，七十二候。

我國古代用八卦中的十二辟卦表示一年中十二個月的氣候變化，並且律呂證實每種氣候的來臨。律呂的發明，是在西北地區。陝西、河南邊界，有一種呂管，形狀據說像竹子又不是竹子，長短粗細有一定的標準，共有十二種，埋在地下，傳說是埋在天山的陰谷。由於這十二種管子長短不一，深入地下的長短也不同，而上端則是齊平的，管中充滿了蘆灰，管口用「竹衣」（竹子內的薄膜）輕輕貼上，到了冬至一陽生的時候，最長管子中的灰，首先受到地下陽氣上升的影響，便噴出管外，同時發出「嗡」的聲音，這就叫黃鐘之音。然後每一個月有一根管子的灰噴出來，也發出不同的聲音。這樣由黃鐘、大呂、太簇、夾鐘、姑洗、中呂、蕤賓、林鐘、夷則、南宮、無射、應鐘分別發出的聲音，說明地球中的熱量正在向體表擴散，地上的溫度開始升高。

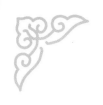

黃鐘發出聲音，是在十一月，也是子月，即冬至一陽初生的時候，卦是復卦。到了十二月陽能又逐漸上升了一些，初爻和第二爻都是陽爻，因為內卦變了，成為地澤臨卦。在節氣上，為小寒和大寒。

到了正月是寅月，是地天泰卦，所謂「三陽開泰」就是說已經有三個陽了；律呂是太簇之音，節氣是立春和雨水。二月是卯月，卦象內卦是乾卦，外卦是震卦，震為雷，雷天大壯；二月是大壯卦，此時節氣為驚蟄和春分。三月為夬卦，節氣是清明、穀雨，外卦是兌卦，兌為澤，內卦是乾卦，乾為天，澤天夬這個卦象表現出地球物理的氣象，與我們生活息息相關，強大的陽能將戰勝陰能。

到了四月是乾卦，這時陽能到了極點，實際上每年最難受、最悶熱的是四月，跟著來的是五月。這個卦的六爻，陽氣開始減少了。於是夏至節氣來了，所謂冬至一陽生，夏至一陰生，開始回收了，以現代的地球物理來說，地球又開始吸收太陽的放射能進來了，就像人類的呼吸一樣，要吸氣了。到鄉下去觀察，就可看到土牆房屋的牆壁，在夏至以後便發霉了，表示潮溼來了，陰氣來了。人的身體保養要注意，如果多吹電扇，加上吃冰淇淋，沒有不生病的，那時生病的人特別多，就是這一陰生的關係。六月是小暑、大暑的節氣，所謂三伏天。這時常看到有些人去貼膏藥治病。這時是陽氣慢慢要退伏了，所以名為「伏」，每十天一伏，三伏有三十天。所以夏天我們體外感到很熱，這是身上的陽能向外放射，而身體的內部還是寒的，所以夏天的消化力，反而沒有冬天好。

七、八、九月，陰氣不斷增加，形成否、觀、剝三卦。最後在十月的立冬，成為純陰之坤卦。天氣上十月有一個小陽春，這時有幾天氣候的氣溫回升。這就是陰極則陽生的道理。

值得一提的是，古代的正月，是隨著朝代的更換而變化的。商朝曾把夏朝的十二月算作每年的第一月，周朝曾把周朝的十一月算作第一個月，秦始皇統一天下後，把十月算作每年的第一個月，直到漢武帝時，才又恢復成夏朝的月份排法，一直沿用至現在。這幾代王朝將自己更改後的第一個月，稱為正月，因為在他們看來，既然自己當了皇帝，居了正位，十二個月的次序便也要跟著他們「正」過來。可惜這些皇帝們只能改一下月份的次序，而四季的變化卻不能跟著變

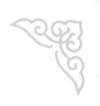

過來。由於當時文化及消息的傳播很落後，所以並不是全國所有的人都能知道月份的更改，於是月份便顯得有些混亂。在這種情況下，二十四節氣便因具有記時與表徵氣候的雙重作用，而備受人們的喜愛。尤其是以種田為生的農民。於是以立春雨水節氣作為正月，驚蟄春分作為二月的節氣記月法，便成為主流。正如古代流傳的一首歌訣說：「正月立春雨水節，二月驚蟄及春分，三月清明併穀雨，四月立夏小滿方，五月芒種併夏至，六月小暑大暑當，七月立秋還處暑，八月白露秋分忙，九月寒露併霜降，十月立冬小雪漲，子月大雪併冬至，臘月小寒大寒昌。」

這種以二十四節氣代表月份的記時方法也被古代醫家、易學家、占卜家所採用。比如現在的八字算命中，仍然是以立春作為人們一歲的分界點，並以節氣劃分月份；醫學上根據節氣的變化而辯證地為病人開藥方，並且創建出許多配合二十四節氣的鍛鍊功法；相面術中往往根據人們臉色隨二十四節氣的變化推斷吉凶；手相學中也根據人們手紋及色澤隨二十四節氣的變化推斷吉凶。二十四節氣就這樣包含著陰陽、八卦及五行的辯證哲學，而顯示其強大的生命力。目前，世上只要是有華人的地方，就會有二十四節氣的說法，並且會有因節氣而產生的各種風俗。配合二十四節氣的養生鍛鍊，也正在逐漸受到世人的重視。

本書以冬季的六個節氣養生為重點，針對不同時令的民俗生活、起居方法、運動養生、飲食藥方及房事忌宜等各方面進行論述，相信對喜愛養生修煉的人會有很大幫助。當然，書中難免存在一些缺點和問題，希望讀者能與我們聯繫，提出寶貴意見。

【冬季養生開篇】

冬季包括立冬、小雪、大雪、冬至、小寒、大寒六個節氣，是一年中氣候最寒冷的季節。冬季之風為北風，其性寒。「寒」是冬季氣候變化的主要特點。冬在五臟應腎，「冬不藏精，春必病溫」即所謂要補腎藏精，養精蓄銳。寒為六淫邪之一，故冬天應保暖避寒，起居宜早睡晚起。

《黃帝內經·素問·四氣調神大論》中指出：「冬三月，此謂閉藏。水冰地坼，無擾乎陽。早臥晚起，必待日光。使志若伏若匿，若有私意，若已有得。去寒就溫，無泄皮膚，使氣極奪。此冬氣之應，養藏之道也。逆則腎傷，春為痿厥，奉生者少。」這段話講的便是冬天的養生之道，亦即為養陰之道。

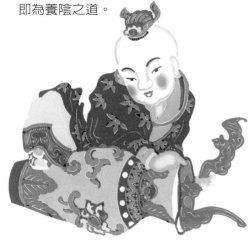

上段話意思是說：冬季即農曆十、十一、十二月陰氣盛極，萬物潛伏，自然界呈現閉藏的氣象。水冰地裂，萬物的生機沒有受到干擾，而都潛藏起來。人們應當早睡晚起，早晨等太陽升起後起身。使自己的志意伏匿，保持安靜，好像有私意在胸中，又像所求已得而不外露，使神氣內藏。應該避寒就溫，不要開泄皮膚出汗，致使陽氣頻數耗奪。這就是應冬季閉藏之氣，調養人體「藏氣」的道理。如果人體違逆了冬季閉藏之氣，就會傷害腎氣。冬季傷害了腎氣，到了春季，就會發生痿厥的病變，這是因為人在冬季「藏氣」不足，導至春天「生氣」力量不夠的緣故。

因此，在萬物斂藏的冬季，人們應當順應自然界收藏之勢，收藏陰精，潤養五臟，以抗病延壽。冬季的起居作息要注意不可擾動陽氣，應當早睡晚起。早睡可以養人體陽氣，保持溫熱身體，遲起則能養人體陰氣。

冬季活動鍛鍊，不宜起得過早，最好等待日光出來之後再進行身體鍛鍊。運動前要先做暖身運動，讓運動量逐漸增加，並避免在嚴寒、大雪及

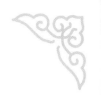

朔風中鍛鍊。

中老年人冬季鍛鍊若安排不當，容易引起感冒，尤其是患有慢性病的老年人，可能會引起嚴重的併發症，故老年人切不可掉以輕心。首先要謹防超負荷鍛鍊：中老年人冬季鍛鍊要符合自身的生理特點和健康狀況，適宜的活動是增進體質、預防感冒的重要手段；超負荷鍛鍊，使身體過度疲勞、抵抗力下降，細菌和病毒便乘虛而入，容易引起感冒。

冬季健身運動中，預防感冒必須遵循漸次遞增的原則，切忌即興加量練習或一曝十寒的鍛鍊方式，且負荷量的遞增要因人而異，初練慢跑時由3分鐘增至5分鐘或10分鐘，還可採用心率數測定來衡量運動負荷量，即：健康老人慢跑強度的心率數＝180－年齡；孱弱老人的心率數＝170－年齡。

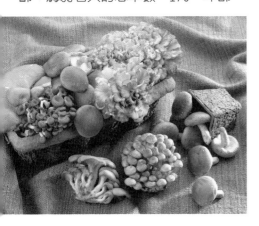

比如以60歲的健康老人為例，進行慢跑運動時，運動中他的心率數不能超過每分鐘120次。

老年人冬練還必須注意身體的保暖。冬季室內外的溫差懸殊，中老年人若冒然到室外鍛鍊，受冷氣或寒風侵襲，會使上呼吸道黏膜血管收縮，血液循環受阻，抵抗力降低，致使黏膜發炎、流涕、咳嗽等感冒或上呼吸道感染。

又鍛鍊時，衣服也不要穿得太厚或緊身，宜穿著寬鬆的絨衣服，以免影響運動時身手靈便，阻礙周身的血管通暢，也不致於讓汗浸溼了的衣服裹緊身子，否則被寒風一吹容易著涼感冒。遇到氣溫過低或有大風的惡劣天氣，不長年在冬天參加體育鍛鍊的人，可暫改在室內進行體育鍛鍊。

冬季在飲食上要加強營養，增加熱量。在蛋白質、高醣和脂肪這三大產熱營養素中，蛋白質的攝取量可保持在平時的需求水平，熱量增加部分則應提高醣類和脂肪的攝取量。

此時，正是進補的大好時機，但是由於人們不熟悉進補的真諦，盲目進補，而造成虛者更虛、實者更實，使體內平衡失調，引發許多不良反

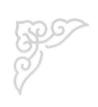

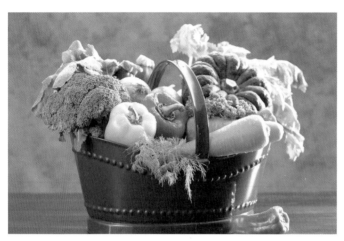

應。為此，冬令進補必須按照「春夏補陽、秋冬養陰」的原則進行，視身體陰陽盛衰而調補。

在經過漫長的春夏炎熱之後，人體的陽氣消耗了大量的陰氣，再加上氣候乾燥又使陰氣受損。如果在冬季大肆補陽，必然會造成陰精的虛損，出現陰陽兩虛的現象。壯陽必須有陰精的基礎，否則便會「油盡燈滅」，中國古代就有許多因大量服壯陽藥而斃命的實例。

冬季補陰的另一個含義，在於秋冬大自然以閉藏為特徵，人體要順應大自然秋冬閉藏的特點，在冬季要注意保存陰精，切忌助陽耗陰的助陽興陽之品。當然，冬令補陰並非是單純服用補陰之品，而應該根據中醫的辨證原理，以確定體質的陰陽盛衰，陰虛者當然補陰無疑，而陽虛者則要分清單純陽虛還是陰陽兩虛。建議各位不妨先找具合格證照的專業醫師，進行個人中醫體質辯證，了解自己究竟屬於哪一種體質，再決定如何進補。

單純陽虛是以補陽為主，陰陽兩虛則應在補陰的基礎上加入補陽之品。總之，在冬令進補中，要了解兩點：一是補陽可奏效，但無陰精基礎則會更虛；二是補陰是創根基，不可只求速度。只要根基堅固，則補陽可見成效，並無早晚。這也是冬令補陰的重大意義，使來年有足夠的後備源泉，而且對延年益壽也是有益的。

冬季人體的消化機能比春、夏、秋季均為活躍，胃液分泌增加，酸度增強，食量增大。

中醫認為冬季是飲食進補的最好季節，民間有「冬天進補，開春打虎」的諺語，尤其冬至日後進補最好，因為冬至是冬三月氣候轉變的分界線，冬至後陰氣開始消退，陽氣逐漸回升，在閉藏中還有活潑的生機，此時進補更易於發揮效能，是虛弱體質調養的最好時機。

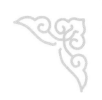

冬季食補因為要注意營養素的全面搭配和平衡吸收，以「五畜為益」。偏於陽虛的人以羊肉、雞肉等溫熱食物為益，它具有溫中、益氣、補精、填髓的功能。陰陽俱虛、羸弱之人，當多食滋陰填精的食品，如牛髓、蛤蟆油（雪蛤膏、蛤士蟆）之類。陰氣不足者，則益食鴨肉、鵝肉。鴨肉性味甘寒，有益陰養胃、補腎消腫、化痰止咳的作用；鵝肉性味甘平，鮮嫩鬆軟，清香不膩。鱉、藕、黑木耳等也是益陰佳品，同時還應多吃蔬菜和水果。

冬令進補的方法除食補外，還有療效顯著的藥補。冬令進補的藥材有：人參、阿膠、鹿茸等。人參大補元氣，對氣虛、體弱、四肢無力、過度疲勞、頭暈眼花、耳鳴等虛弱的人最為合適。阿膠是滋陰補血的良藥，具有補血止血、滋陰潤燥的功能，可適用於血虛眩暈、心悸失眠、虛勞咳嗽、尿血便血等患者的滋補調養。

冬令進補是人們對健康的一種投資，但是，進補也有一定的學問，要注意禁忌：

1.忌亂補

一般說來，中年人以補益脾胃為主，老年人以補益腎氣為主，但具體

上以個人體質來區分的話，又有氣虛、陰虛、陽虛、血虛和氣血陰陽共虛等多種情況。

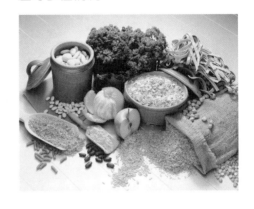

2.忌過於油膩和厚味

對於脾胃消化不良者來說，關鍵在於恢復脾胃功能。脾胃消化功能良好，營養吸收的成分才有保證，否則補了也是白補。因此，冬令進補應以容易消化吸收為準繩。

3.忌單純進補

冬令進補只是養生保健的一個重要方面，但是，單純只靠進補並不能達到理想境界，還應當有適當的體育鍛鍊和腦力勞動，並注意調理好飲食，方才有益於養生。

4.忌偏補

中醫認為，「氣為血之帥，血為氣之母」。冬令進補切忌一味偏補，而應注意兼顧氣血陰陽，防止過偏而引

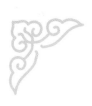

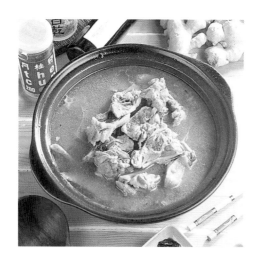

發其他疾病。

5.忌偏貴

　　補品並非越貴越好，關鍵在於對症進補。中醫有一句名言：「用之得當大黃是補藥，用之不當人參是毒藥。」所以冬令進補忌一味追求補品的珍貴難得，不對症的貴重補品，吃多了也未必是好事。

6.忌感冒進補

　　冬令罹患流行性感冒而咳嗽時，不宜進補，否則後患無窮。

　　冬令氣溫很低，喝少許酒能促進血液循環、疏通經絡，因此，許多人一到冬季喜歡飲一些補酒，這是有道理的。補酒就是用白米酒或高粱酒浸泡有補益氣血、強身作用的中藥，經過一段時間的浸泡之後，將使藥物中的有效成分溶解於酒內，再濾去藥渣而製成的酒。

　　《本草綱目》中記載的藥酒有六十九種，其中有補益作用的也不少，如人參酒、桑椹酒等。這些補酒久藏不壞，便於服用，對會飲酒的人，服用很方便，尤其適合老人、產婦和體質虛弱者服用。

　　補酒的種類頗多，所含的藥物成分均不大相同，因此功用和適應性也不一樣，必須視情況選用，才能產生較好的療效。一般來說，補藥酒的用量應每次服用25克，早晚各服一次，但是肝病、高血壓病患者及孕婦、小孩皆不宜飲用。

　　晚秋入冬之後，天氣開始轉涼變冷，因此氣喘、鼻過敏、關節炎病患，及腦中風等心血管疾病的患者症狀加重，故立冬後尤要注意保暖。老人家時時要注意血壓變化；而過敏氣喘患者，早晚多加衣服、戴口罩；關節炎患者則可以在家以熱敷方式進行保養，或求診醫師；天寒尿頻患者千萬別憋尿，以防引起泌尿系統疾病。

　　此外，冬季陰氣日盛而至極，陽

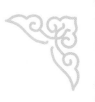

氣微極而復萌。在冬季要順應自然的
變化，精神情志要安靜自如，恬淡無
求，使神氣內收。由於冬季木枯草
衰、萬物凋零、陰雪紛紛，常會使人
觸景生情、抑鬱不歡，改變這種不良
情緒的最好方法就是多參加娛樂活
動，如跳舞、弈棋、繪畫、練書法、
欣賞音樂、訪親會友等，這樣可以消
除冬季低落情緒，振奮精神，激起人
們對生活的熱情和嚮往。

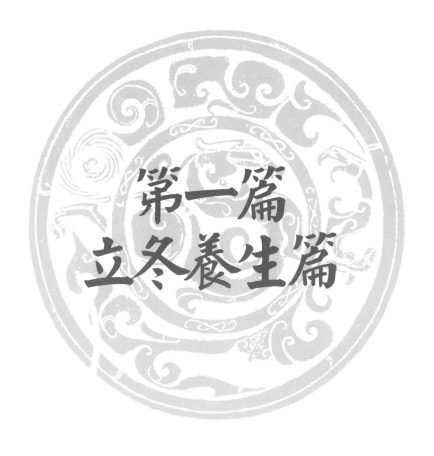

第一篇
立冬養生篇

【節氣諺語】

立冬過，稻仔一日黃三分，
有青粟無青菜。

立冬收成期，雞鳥卡會啼。

風俗

　　立冬時斗指西北，太陽黃經為225度，時值西曆的11月7日前後。立冬單從字面上可解釋為：「立，建始也，冬，終也，萬物收藏也。」習慣上，我國民間把這一天當作冬季的開始。冬，作為終了之意，是指一年的田間操作結束了，作物收割之後要收藏起來的意思。立冬一過，黃河中、下游地區即將結冰，各地農民都將陸續地轉入農田水利基本建設和其他農事活動中。這是一個十分重要的節氣，又是人們進補的時期。由於南北緯度之差，故真正意義上的冬季，並非都以「立冬」為準，也有以連續幾天氣溫低於10°C為冬季。諺語說「立冬晴，一冬凌（嚴寒）；立冬陰（陰雨），一冬溫（暖冬）。」古人在立冬看氣象可卜得一冬的冷暖。

　　立冬三候為：「一候水始冰；二候地始凍；三候雉入大水為蜃。」這是說這一節氣中水已經能結成冰，土地也開始凍結。三候「雉入大水為蜃」中的雉即指野雞一類的大鳥，蜃為大蛤，立冬後，野雞一類的大鳥便不多見了，而海邊卻可以看到外殼與野雞的線條及顏色相似的大蛤，所以古人認為雉到立冬後便變成大蛤了。

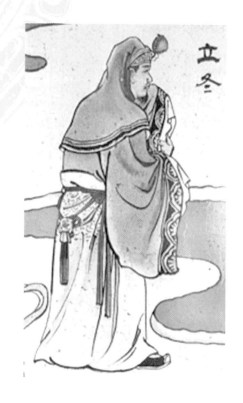

　　同立春、立夏、立秋一樣，古時立冬日天子也要舉行迎冬的儀式。立冬前三日太史公告訴天子立冬的日期，天子便開始沐浴齋戒。立冬日天子率三公九卿大夫到北郊六里處迎冬。回來後天子要賞死事以安社稷，並且要撫恤孤寡。

　　象徵冬日盛德的是玄武，玄為黑色之意，玄武即為黑龜。唐代長安城的北門便稱作玄武門，當時著名的玄武門之變便是發生在這裡，玄武門內

還設有玄武殿。

農曆十月立冬又叫「交冬」，時序進入冬令，民間有「入冬日補冬」的食俗。古人認為此時天轉寒冷，該補充身體營養，而食用人參、鹿茸、羊肉及雞鴨燉八珍等，是較流行的補冬方式，因此坊間街頭開始出現羊肉爐、薑母鴨、麻油雞等，也有的中藥店推出十全大補湯，即用十種滋補的中藥燉雞或其他肉類做成的補品。

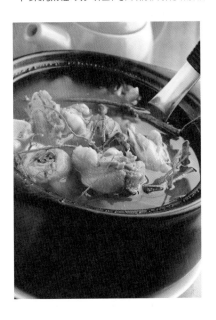

大陸河東水西「老天津衛」聚居地，立冬有吃倭瓜餃子的風俗。倭瓜又稱窩瓜、番瓜、飯瓜和北瓜，是北方一種常見的蔬菜。一般倭瓜是在夏天買的，存放在小屋裡或窗台上，經過長時間糖化作用，在冬至這天做成餃子餡，味道既同大白菜有異，也與夏天的倭瓜餡不同，還要蘸醋加蒜，別有一番滋味。

起居

在傳統觀念中「冬」即「終也」，有結束之意。中醫學認為，這一節氣的到來是陽氣潛藏，陰氣盛極，草木凋零，蟄蟲伏藏，萬物活動趨向休止，以冬眠狀態，養精蓄銳，為來春生機勃發做準備，不要因擾動陽氣而破壞人體陰陽轉換的生理機能。正如「冬時天地氣閉，血氣伏藏，人不可勞作汗出，發洩陽氣。」因此，日出而作，日入而息，早睡晚起，以保證人體有充足的睡眠休息，將利於陽氣潛藏、陰精蓄積。

而衣著的過少過薄、室溫過低即易感冒又耗陽氣；反之，衣著過多過厚、室溫過高則腠理開泄，陽氣不得潛藏，寒邪易於侵入。中醫認為：「寒為陰邪，常傷陽氣。」人體陽氣好比天上的太陽，賜予自然界光明與溫暖，失去它萬物無法生存；同樣，人體如果沒有陽氣，將失去新陳代謝的

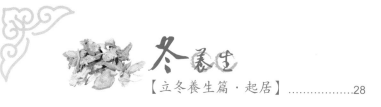

活力。所以，立冬後的起居調養切記以「養藏」為重。

立冬後，寒冷地帶開始安置爐火或供應暖氣。漫長的冬季，長時間生活在使用取暖器的環境中，往往會出現乾燥上火和易患呼吸系統疾病的現象。科學研究證明，人生活在相對溼度50％至60％的環境中最舒適。

冬天，氣候與夏季相比本來就較為乾燥。使用取暖器的環境中，其相對溼度更是下降不少，空氣變得更為乾燥，會使鼻咽、氣管、支氣管黏膜脫水，使其彈性降低、黏液分泌減少、纖毛運動減弱，當吸入空氣中的塵埃和細菌時，不能像正常時那樣很快清除出去，容易誘發和加重呼吸系統疾病。乾燥的空氣還會使表皮細胞脫水、皮脂腺分泌減少，導致皮膚粗糙、起皺、甚至裂開。

總之，使用取暖器的家庭應注意居室的溼度，最好在室內擺放一支溼度計，如相對溼度低了，可向地上灑些水，或用溼拖把拖地板，或者在取暖器周圍放盆水，以增加溼度。如果在居室內養上兩盆水仙，不但能調節室內相對溼度，也會使居室顯得生機勃勃和春意融融。

另外，居室中要勤開窗戶通風，通風可使室外的新鮮空氣進來更換室內的污濁空氣，減少病菌的滋生。在不通風的情況下，室內二氧化碳含量易超過人體的正常需要量，而引起頭痛、脈搏緩慢、血壓增高等症狀，還有可能出現昏厥、意識喪失。因此，勤開窗戶很重要。

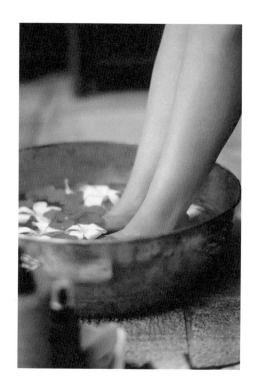

冬日睡覺前，先用溫水泡洗雙腳，然後用力揉搓足心，除了能祛污垢、禦寒保暖外，還有補腎強身、解除疲勞、促進睡眠、延緩衰老，以及

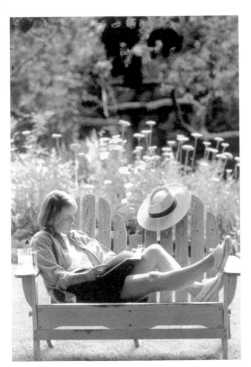

防治感冒、冠心病、高血壓等多種病症的作用。如果所泡的藥水改用中草藥甘草、元胡煎劑，可以防治凍瘡；用茄稈連根煎洗，可控制凍瘡發展；用蝦牡蠣、大黃、地膚子、蛇床子煎洗，可治療足癬；用雞毛煎洗，可治頑固性膝踝關節麻木痙攣；用白果樹葉煎洗，還可治小兒腹瀉等。

在我國古代的學術著作《列子》的「楊朱」篇中，有這樣一個「野老獻曝」的故事，說的是：從前，宋國有個田野老人，窮得只能靠粗麻之衣過冬。太陽出來了，他就跑到屋外去晒太陽以禦寒冷。這使他感到十分暖和、舒服，竟不知道天底下還有大廈、暖衣、綿衣、肥鮮之類的好東西。於是他就對老伴說：「負日之

暄，人莫知者，以獻吾君，將有重賞。」這野老想把晒太陽的暖和、舒服奉獻給君王，雖似嫌孤陋寡聞，不識時務，可是細想來，他欲獻於君王的「負日之暄」，還真包含有值得我們探究、借鑑的科學道理。這一故事中所說的「負日之暄」，用今天的話來說也就是「日光浴」。

我國唐代大詩人白居易十分推重「負日之暄」這一養生之道，常勤操練，並深得其惠。他在《負冬日》一詩中，以欣喜的心情描繪了在冬天晒背全過程中的身心體驗，詩云：「杲杲冬日出，照我屋南隅。負暄閉目坐，和氣生肌膚。初似飲醇醪，又如蟄者蘇。外融百骸暢，中適一念無。曠然忘所在，心與虛空俱。」可以說，他能活到七十四歲，與冬日之「負暄」也有一定關係。

我國傳統的醫學理論十分重視陽光對人體健康的作用，認為常晒太陽能助發人體的陽氣，特別是在冬季。由於大自然處於「陰盛陽衰」狀態，而人應乎自然，也不例外，故冬天常晒太陽，更能起到壯人陽氣、溫通經脈的作用。

曹慈山《老老恆言》也說：「背

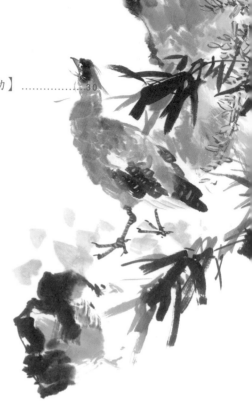

日光而坐，列子謂『負日之暄』也，脊梁得有微暖，能使遍體和暢。日為太陽之精，其光壯人陽氣。」則更明確地提出了「負日之暄」的健身養生作用及其科學原理。這裡強調要背對太陽晒，大概是因為「頭為諸陽之會」，不宜直對著太陽曝晒，以免陽氣過旺，有違陰陽調和的緣故。

小兒也同樣需要常晒太陽。唐代孫思邈《千金要方》中說：「凡天和暖無風之時，令母將兒于日中嬉戲，數見幾日，則令血凝氣剛，肌肉牢密，堪耐風寒，不致疾病。」這明確地闡述日光浴對於小兒防治疾病、促進發育的重要作用。

現代科學研究表明，日光中主要有紫外線、紅外線和可見光三種光線。其中以紫外線對人體的影響為最大。這種光線儘管肉眼不能看到，卻能殺死皮膚上的細菌，增加皮膚彈性、光澤和柔軟度，以及加強皮膚的抵抗力，並能刺激身體的造血機能，提高身體免疫能力，改善體內醣類代謝，促進鈣、磷代謝和體內維生素D的合成，以有效地預防軟骨症或佝僂病，還能使人體促進血液循環、增進食慾、增強體質。

紅外線也是一種不可見光線，它占日光的60%至70%，可穿透過皮膚到皮下組織，對人體興起熱刺激作用，從而使血管擴張，加快血液流通，促進體內新陳代謝，並可起到消炎鎮痛的作用。

可見光顧名思義則是用肉眼可以看到的太陽光，它是由紅、橙、黃、綠、藍、靛、紫等七色所組成，能為人調節情緒，振奮精神，提高人的生活樂趣和工作效率，並改善人體的各種生理機能。

進行日光浴時，應特別注意不可過度曝晒，以免紫外線輻射過度而引起人體皮膚衰老，甚至罹患皮膚癌。

進行日光浴時還須注意保護頭和眼睛，以免由於過度曝曬引起頭暈目眩、倦怠乏力。也不宜在空腹、飽腹和疲勞時進行日光浴，以免引起頭暈等不良反應。

另外，較嚴重的心臟病、高血壓和自律神經失調症患者，對陽光有過敏反應者，有出血傾向者，以及月經期、分娩後一個月內的婦女，在進行日光浴時也須注意不可過度曝曬，以免發生意外。

運動

一、立冬十月節坐功

《遵生八箋》中原文如下：「運主陽明五氣。時配足厥陰肝風木。坐功：每日丑、寅時，正坐，一手按膝，一手挽肘，左右顧，兩手左右托三五度，吐納，叩齒，咽液。治病：胸脅積滯，虛勞邪毒，腰痛不可俯仰，嗌乾，面色灰暗沒有光彩，胸滿，嘔逆，食滯，頭痛，耳聾，面頰腫，肝逆面青，目赤腫痛，兩脅下痛引小腹，四肢滿悶，眩暈，目瞳痛。」

立冬是冬季的開始。《月令集解說》：「冬，終也，萬物收藏也。」

陰寒盛極，萬物閉藏，乃是冬令的特點。本法以「立冬」命名，正是順應了這一時令特點而制定的鍛鍊方法，適宜於立冬時節鍛鍊，可於立冬時開始，練至小雪為止。

在時為冬，在臟為腎。足少陰經起於足小趾下，斜行於足心，至內踝後，下入足跟，上沿小腿內側後緣，至內側，上股內側後緣入脊內，貫脊至腰，屬腎，絡膀胱。其分支從脊內分出，由會陰上經腹走胸。其直行者從腎上貫肝膈，入肺，沿喉嚨，挾舌根部。其主要病症有氣短喘促、咳嗽咯血、頭昏目眩、心如懸若饑、驚恐、口乾舌燥、咽乾腫痛、心胸煩悶、疼痛、腹瀉、下肢無力等。文中所說的病症大都屬於此類，採用本法鍛鍊有較好的防治作用。

適應病症：胸脅積滯、虛勞邪毒、腰痛不可俯仰、嗌乾、面塵脫色、胸滿、嘔逆、食滯、頭痛、耳聾、面頰腫、肝逆面青、目赤腫痛、兩脅下痛引小腹、四肢滿悶、眩暈、目瞳痛等疾病症狀。

具體方法：每日凌晨三至七點時，正坐，左手按住膝蓋，右手搭在左肘上，上身左右扭轉回顧，接著雙手交換方位，各做三至五次，然後牙

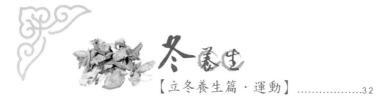
齒叩動三十六次，調息吐納，津液咽入丹田九次。

二、吹字補腎功

適應病症：可治腰膝痠軟、盜汗、遺精、陽痿、早洩、子宮虛寒等腎經疾患。

具體方法：吹，讀「ㄔㄨㄟ」。口型為撮口，唇出音。呼氣讀吹字，足五趾抓地，足心空起，兩臂自體側提起，繞長強、腎俞向前劃弧並經體前抬至與鎖骨水平，兩臂撐圓如抱球，兩手指尖相對。身體下蹲，兩臂隨之下落，呼氣盡時兩手落於膝蓋上部。下蹲時要做到身體正直。呼氣盡，隨吸氣之勢慢慢站起，兩臂自然下落垂於身體兩側。共做六次，然後調息收功。

【編按：長強位在尾椎骨末端與肛門的中間。腎俞在第二腰椎棘突下方，外側1.5吋處。】

三、搓腎提水功

適應病症：腎虛腎寒。

具體方法：雙腿併攏站立，雙臂自然垂下，兩掌心貼近股骨外側，中指指尖緊貼風市穴，拔頂，舌抵上顎，卻除心中雜念。兩手掌相搓六十四次，手熱後兩手繞過髖部貼於後背，兩手內勞宮對腎俞穴，兩手同時上下摩擦六十四次（一上一下為一次）。然後身體往前俯，兩臂伸直向下，兩手好象在井台上往上提水，左手上提時，腰和髖部隨著上提，右手上提時，右腰右髖也隨著上提。左、右手各上提六十四次，每天早晚各做一遍。

【編按：風市穴位於大腿外側中線上。內勞宮在手掌中央。】

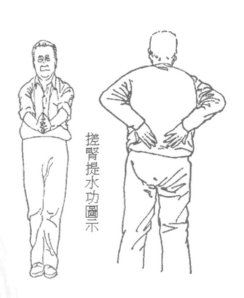

搓腎提水功圖示

四、命門觀想功

適應病症：可調整腎上腺功能，使體溫升高。

具體方法：自然站立，雙腳分開與肩同寬，雙臂自然下垂，掌心朝內側，中指指尖緊貼風市穴，拔頂，舌抵上顎，提肛，淨除心中雜念。全身放鬆，意念觀想第二腰椎棘突下凹陷中，命門穴相當腎上腺的部位，守此穴可以使體溫上升，靜中生動。每次觀想20分鐘，每日觀想兩次。

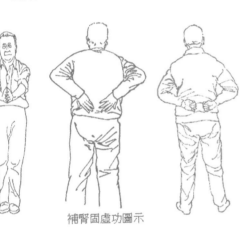

補腎固虛功圖示

五、補腎固虛功

適應病症：強腎，補虛。

具體方法：自然站立，雙腳分開與肩同寬，雙臂自然下垂，掌心朝內，中指尖緊貼風市穴，拔頂，舌抵上顎，提肛，淨除心中雜念。全身自然放鬆，兩手心向下，側舉至肩平，掌心轉向前，兩手由側平舉向前相合於身前向下45度，兩掌互相摩擦三十六次。然後兩手轉向背後，兩掌內勞宮貼腎命穴上，兩手同時上下摩擦三

十六次（一上一下為一次）。掌心翻轉向外，半握拳，指尖不接觸掌心，外勞宮貼腎命穴，站20分鐘。

【編按：外勞宮位在手背第二、三掌骨之間，掌關節下0.5吋。腎命穴即腎俞與命門。命門穴位在後腰第二腰椎棘突下方處。】

六、仰臥龜息功

適應病症：便祕、數日不大便。

具體方法：仰臥在床上，全身放鬆，將被子蓋到脖子處，用兩手抓住被子頭，意念想肚臍下小腹處有氣運行，做順時針轉三十六圈，逆時針轉三十六圈，然後深吸一口氣送至腹部，閉氣，將頭往被子裡縮，縮到最大限度時，輕輕將頭伸出被子外，再慢慢呼氣。一吸一呼視為一次，共做二十四次。

七、下肢導引功

適應病症：下肢浮腫、癱瘓。

具體方法：坐在沙發或椅子上，用手大拇指按內踝2.5吋跟腱前緣處，點按時稍用力至有痠脹停止，然後在該處用手掌上下搓，一上一下為一次，共搓一百零八次，每天早晚各做一遍。

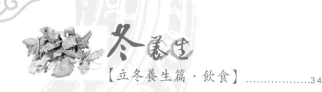

冬養生

飲食

春生，夏長，秋收，冬藏。冬季是匿藏精氣的時節，此時由於氣候寒冷，人體對能量與營養的要求較高，而且人體的消化吸收功能相對較強，適當地進補不但能提高身體的抗病能力，還可以把滋補品中的有效成分儲存在身體內，為明年開春乃至全年的健康打下基礎，所以民間流傳著「今年進補，明年打虎」、「三九補一冬，來年無病痛」的俗語。

冬令進補，在時間上主要指立冬後至立春前這段期間，而習慣認為冬至前後最為適宜。

進補的方法主要有兩種，一是食補，二是藥補。俗語說：「藥補不如食補。」食補在冬季進補調養中尤為重要。冬季氣溫過低，人體為了保持一定的熱量，就必須增加體內醣類、脂肪和蛋白質的分解，以轉化產生更多的能量，適應身體的需要，所以必須多吃富含醣類、脂肪、蛋白質和維生素的食物。

同時，寒冷也影響人體的泌尿系統，排尿增加，隨尿排出的鈉、鉀、鈣等無機鹽也較多，因此應多吃含鉀、鈉、鈣等無機鹽的食物。可多吃蔬菜，適當增加動物內臟、瘦肉類、魚類、蛋類等食品，有條件的還可多吃雞、甲魚、羊肉、桂圓、荔枝、胡桃仁、木耳等食品，這些食品不但味道鮮美，而且富含蛋白質、脂肪、碳水化合物及鈣、磷、鐵等多種營養成分，不僅能補充因冬季寒冷而消耗的熱量，還能益氣、養血、補虛，對身體虛弱的人尤為適宜。其他還有藥酒、藥粥等，均可根據各自的體質情況加以選用。

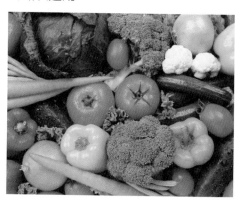

至於藥補，常用的補益中藥有：屬於補氣類的，如人參、黃耆、黨參、白朮等，適用於氣虛不足、面色蒼白、氣短乏力、脾虛泄瀉之人；屬於養陰補血類的，如生地、阿膠、當歸、枸杞等，適用於面白無華、頭暈心悸、口唇蒼白、血紅蛋白偏低、婦女月經量少等症狀之人。鹿茸也是冬令季節的常用補品，適用於平素陽虛

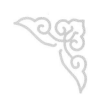

怕冷、四肢不溫、腰痠多尿或男子陽痿等患者服用。

　　值得指出的是，補藥也不是隨便可用的，應當根據氣虛、血虛、陽虛、陰虛等不同症狀分別選用針對體質的補益藥，才能收到良好的效果。如人參具有大補元氣、強心、生津止渴、安神等功效，氣虛病人而表現為體力衰弱、四肢無力、精神疲乏、心慌氣短，或年老體弱，或工作過度勞累後周身無力，或慢性病引起的頭暈無力等症，均可服用，能夠補益元氣，增加食慾，促使體力恢復。

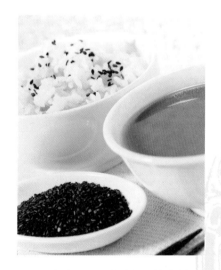

　　又如阿膠具有滋陰養血的作用，對血虛的人尤為適宜。虛啥補啥，各人都應根據自己的體質情況選用，也可去醫院請中醫師確診屬於那一類虛

證，再選擇相應的補藥，使補得其所，補而受益。

　　隨著中藥製劑的不斷改進，各種服用方便的滋補藥品紛紛面市，如人參蜂皇漿、青春寶、中國花粉等，多不勝數。現在成藥補品已成為人們普遍喜愛的進補方法。

　　需注意的是，有些體質虛弱的人，在感冒或其他急性病期間，應停服補品，待急性病治癒後再繼續進補，否則會使病症遷延難癒。

　　【編按：坊間販售的中成藥補品項目繁多，其中卻有不少標示不清或來源不明者，因此為了讀者朋友們的用藥安全，在選購時務必加以留意合格標示，可上行政院衛生署藥物食品檢驗局網站查詢。http://www.nlfd.gov.tw/default.htm】

一、食療方

1.黑芝麻粥

配方：黑芝麻25克，粳米50克。

做法：黑芝麻炒熟研末備用。粳米洗淨與黑芝麻入鍋同煮，旺火煮沸後，改用文火煮成粥。

功效：補益肝腎，滋養五臟。

按注：本方更適合中老年人，或體

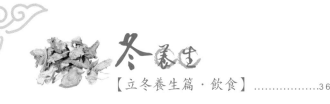

質虛弱者選用，並且具有預防早衰
的功效。

2. 蟲草蒸老鴨

配方：冬蟲夏草5枚，老雄鴨1隻，
黃酒、生薑、蔥白、食鹽各取適
量。

做法：老鴨去毛、內臟，沖洗乾
淨，放入水鍋中煮開至水中起沫撈
出。將鴨頭順頸劈開，放入冬蟲夏
草，用線紮好，放入大缽中，加黃
酒、生薑、蔥白、食鹽、清水適
量，再將大缽放入鍋中，隔水蒸約
2小時鴨熟即可（也可用氣鍋蒸）。

功效：補虛益精，滋陰助陽。本方
以冬蟲夏草為主，助腎陽，益精
血；以老鴨為輔，滋陰補虛。方中
一偏於補陽，一偏於補陰，兩者合

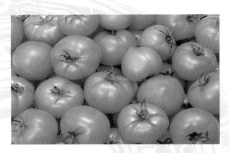

用，共同成為補虛益精、滋陰助陽
之權威藥膳。

按注：外感未清者不宜食用。

3. 番茄砂糖藕

配方：番茄2個，蓮藕1節，砂糖適

量。

做法：番茄去皮，開水煮藕（3至5
分鐘），兩者一併放入盤中，撒上
砂糖即可。

功效：健脾開胃，生津止渴。

4. 蓯蓉羊肉粥

配方：肉蓯蓉30克，羊肉150至200
克，白米適量，食鹽、味精等調料
各少許。

做法：羊肉洗淨切片，放鍋中加水
煮熟，加白米、蓯蓉共同煮粥，以
食鹽、味精調味服食。

功效：溫裡壯陽，補腎益精。適用
於腰膝冷痛、陽痿遺精、腎虛面色
灰暗等。

5. 龍馬童子雞

配方：蝦仁15克，海馬10克，子公
雞1隻，料酒、味精、食鹽、生
薑、蔥、水豆粉、清湯各適量。

做法：將童子雞宰殺後，去毛雜，
洗淨，裝入大盆內備用。將海馬、
蝦仁用溫水洗淨，泡10分鐘，分放
在雞肉上，加蔥段、薑塊、清湯適
量，上籠蒸至爛熟。出籠後，揀去
蔥段和薑塊，加入味精、食鹽，另
用豆粉勾芡收汁後，澆在雞的面上
即成。服用時，食海馬、蝦仁和雞
肉。

功效：溫腎壯陽，益氣補精。適用

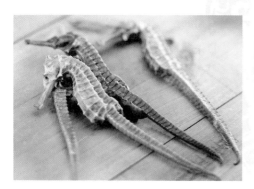

於陽痿早洩、小便頻數等。

6. 糖醋帶魚

配方：帶魚500克，薑2片，蔥1根切段，蒜茸1匙，糖及醋各4匙，水3/4杯，太白粉1匙，米酒1匙。

做法：將帶魚沖洗乾淨，抹乾水分，切塊，用少許鹽、酒稍醃，撲上太白粉。燒鍋下油，將帶魚放入油鍋內炸約10分鐘，至金黃色，達到外焦內軟時撈出，瀝乾油分，裝盤。下油爆香蒜茸、薑片及蔥段，再倒入糖醋料煮開，趁熱將糖醋汁淋在魚身上。

功效：加強個人體質，提高身體免疫能力。

7. 荷葉鹽烤鴨

配方：老鴨1000克，鮮荷葉1大片，花椒1/3匙，八角2粒，粗鹽1000克，精鹽及油適量。

做法：宰鴨剝肚，去內臟，洗淨，用花椒、八角及調味料將鴨煮1小時，再吊乾30分鐘。用荷葉將鴨包紮好，外層裹上粗鹽，將鴨烘烤約60分鐘至鴨熟，再將整個裹鹽鴨取出，敲開粗鹽，解開荷葉，將鴨切塊上盤。

功效：加強個人體質，提高身體免疫能力。

8. 鮮茄燴豬排

配方：瘦肉500克，番茄300克，洋蔥1個，雞蛋1個，薑汁1匙，蔥段少許，醬油1匙，糖2/3匙，酒、鹽各1/2匙。

做法：將豬肉去筋洗淨，吸乾水分，切長方形厚塊，用刀背將肉兩面捶鬆，用醃料醃約30分鐘。將雞蛋去殼攪勻，將醃透的肉塊投入蛋漿後取出，撲上太白粉。洋蔥、番茄洗淨後切碎。燒鍋下油，將肉塊煎至硬身，再加入一些油，將豬排浸炸至熟，倒出，瀝乾油分。燒鍋

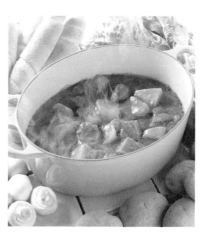

下油,加入洋蔥及番茄,將豬排回鍋燴煮至各料皆熟,加入少許糖及鹽調味後即可上盤。

功效:加強個人體質,提高身體免疫能力。

9.芡實胡桃粥

配方:糯米60克,胡桃仁35克,芡實20克,紅棗15克,糖適量。

做法:糯米洗淨後浸泡半小時;胡桃仁用沸水焯過,去皮、切丁;芡實研成粉末,和水拌成糊;紅棗洗淨、去核、切丁。鍋內放適量清水,加入糯米,置旺火上煮沸,改文火煮至熟。加芡實糊(邊加邊攪拌)及胡桃仁丁、紅棗丁,再煮沸10分鐘,放入糖調勻,即可食用。

功效:冬令補腎強身食品,對小兒、老人及體弱者尤佳。本方以芡實、胡桃仁為主,芡實性味甘澀、補脾益腎、強壯固精,胡桃仁性溫味甘、補腎益肺、鎮咳定喘、潤腸通便。

10.阿膠糯米粥

配方:糯米100克,阿膠20克,紅糖適量。

做法:糯米洗淨後浸泡半小時;阿膠搗碎。鍋內放適量清水,加入糯米,置旺火上煮沸,改文火熬至爛熟。加入阿膠及紅糖,再熬煮片刻,即可盛碗食用。

功效:補氣養血。

按注:溼盛泄瀉者不宜。

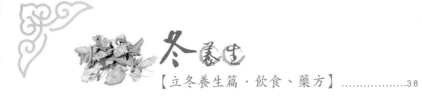

藥方

一、流行性感冒治療方

入冬以來氣候反常,應寒反暖,伏溫內發,風寒外搏,而成內熱(以肺系為主)外寒束表之寒包火證。治療上宜辛溫複用辛涼之劑,外散內清,表裡同治。

1.流行性感冒藥方一

配方:荊芥10克,防風10克,前胡10克,牛蒡子12克,柴胡12克,黃芩10克,桔梗10克,草河車12克,枳殼(炒)12克,甘草6克。

加減:症見肢體痠困、頭重如裹、脘痞嘔逆挾溼者,加藿香、蘇葉、

杏仁、苡仁；熱象不甚者，則去草河車。

2. 流行性感冒藥方二

配方：鮮蔥白30克，生薑15克，桑葉10克，綠豆衣15克（無綠豆衣以蘆根代之）。

做法：先以清水浸20分鐘，文火輕煎15分鐘。

服法：分二或三次溫服。服後微微汗出，不宜大汗。兒童按年齡不同來減輕用量。

3. 外感風寒型藥方

症狀：鼻塞聲重，鼻癢噴嚏，流涕清稀，咳嗽痰多清稀，甚則發熱惡寒，無汗頭疼，肢體痠痛，舌苔薄白，脈浮緊。

配方：荊防敗毒散。荊芥、防風、柴胡、川芎、枳殼、羌活、獨活、茯苓、桔梗、前胡、甘草。

功效：辛溫解表，宣肺散寒。

加減：風寒鬱閉較甚者，加麻黃、桂枝；咳嗽帶痰較甚者，則加杏仁、浙貝母。

4. 風寒夾溼型藥方

症狀：惡寒少汗，頭重如裹，肢體關節痠楚疼痛，咳嗽聲重，鼻塞流涕，舌苔白膩，脈濡。

配方：羌活勝溼湯。內含羌活、獨活、槁本、防風、甘草、川芎、蔓荊子等藥材。

功效：疏風祛溼，散寒解表。

加減：無汗可加豆卷、蒼朮；痰多加半夏、陳皮。

5. 薑糖蘇葉飲

配方：紫蘇葉3至6克，生薑3克，紅砂糖15克。

服法：將生薑洗淨切絲，紫蘇葉洗去塵垢後，一同裝入茶杯內沖沸水200至300毫升，加蓋泡5至10分鐘，再加入紅糖趁熱飲用。

功效：風寒感冒，惡寒發熱，頭痛，咳嗽，無汗，胃脘痛。

按注：另有一方是去生薑加粳米煮粥食用，還有一方則再加青果蔥頭其效更佳。

只有三氣一齊來至，這就叫三至，才是真正適宜交合的時機，足見古代人對此事是頗為重視的。

《醫心方・卷二十八・四至》引《玉房祕訣》中說，陰莖不充血發紅是氣血、陰陽之和氣尚未到來；雖已充血發紅，但陰莖勃起不大者，是肌之精氣未到；陰莖雖能勃起但不堅硬的，是因為骨之精氣未至；陰莖雖大且堅挺，但卻不夠溫熱的，是神氣尚未到來的緣故。所以說，陰莖充血發紅，是精氣已蓄積的原因；陰莖怒而大，是能射精的關鍵；陰莖大而挺，是能射精的徵兆；陰莖大而溫熱，則可提供射精的通道門戶。這個時候交合，並且適當的節制，不僅可保生機，尚能延年益壽。事實上，男子性慾的喚起，也是女子所需要的，並通過視覺的傳遞，到達於意識，亦為良好的性刺激，有益於性慾與性興奮的進一步積累。

《廣嗣紀要・協期》中則將陰莖

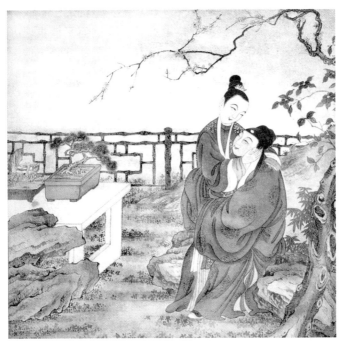

房事

古人經過仔細的觀察，認為依據男子性興奮的外在象徵，能夠恰當地把握交合的時機。簡而言之是男候四至，女候五徵，徵備乃上。

長沙馬王堆漢墓出土竹簡《天下至道談》大意是說，陰莖勃起不大，是因為肌氣不至；雖已勃起，而不堅硬的，是因為筋氣不至；陰莖堅挺而不溫熱的，是因為神氣不至。肌氣不至而交會，就會發生陽痿；神氣不至而交合，就會發生陰莖痿軟的情況。

的勃起過程與臟氣相連繫，說男子的性興奮是人體精、氣、神的綜合反應。現已證實，性的興奮並不只限於性器官的興奮，多種系統的組織、器官都參與作用。所以說，陰莖充血、豎起，這是肝臟之精氣已至的表現；陰莖粗大發熱，這是心臟之精氣已至的徵兆；陰莖堅硬持久，這是腎臟之精氣已至的反映。三臟氣至，陰莖勃起、壯大、發熱而且持久，這可促進女方的性慾和喜悅，毋庸置疑，當男子的性興奮達到了這樣一種程度，顯然是最適宜交合的時機，也有利於性高潮的出現。

或許有人會問，如果三氣未至，而強行交合，會出現什麼樣的問題呢？《廣嗣紀要‧協期》作了很好的回答，書中寫道：「若痿而不舉，肝氣未至也；肝氣未至而強合，則傷其筋，其精流滴而不射矣。壯而不熱者，心氣未至也；心氣未至而強合，則傷其血，其精清冷而不暖也。堅而不久者，腎氣未至也；腎氣未至而強合，則其骨、其精不出，雖出亦少矣。」這段話清楚地說明，男子三氣未至，不僅不能獲得和諧滿意的性生活，而且還影響到生育問題，尤其不能達到優生的目的。

關於女子，《廣嗣紀要‧協期篇》意思是說，女子性興奮有五種表現，面部充血發紅，眉間唇頰紅暈出現，是心之精氣而至的反映，因心之華在面；眼內溼潤，含情脈脈，頻送秋波，是肝之精氣來至的表現，因目為肝之竅；低頭不語，鼻出清涕，是肺之精氣來至的反映，因鼻為肺之竅；偎依男體，身體不自主的動作，是脾之精氣來至的徵兆；陰戶張開，玉液淫淫，是腎之精氣來至的時候，因腎開竅於二陰。五臟的精氣均已來至，性的興奮已達到較強的程度，此時夫婦才可交合，性生活就會無限美滿。

《玉房祕訣》對女子性興奮的外在表現，描述更為具體，大意是說，女子的九氣（即九種性興奮表現），怎樣才能了解呢？玄女說，觀察九氣來至的外在反映就可知道。女子呼吸加深且時咽唾液者，因其肺氣已至；發出呻鳴，且親吻對方肌膚的，是心氣來至；擁抱對方而更親暱者，是脾氣來至；陰戶津淡潤滑者，是腎氣來至；頻獻殷勤，且以唇吮人者，是骨氣來至；雙足彎曲，勾纏男體，是筋氣來至；撫弄男子陰莖者，是血氣來至；手摸男子乳頭者，是肉氣來至。九氣來至，然後進行交合，就能達到滿意的程度。

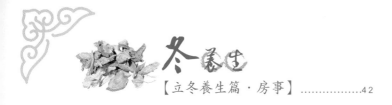

《洞玄子》中說：「於是男感陰氣，則玉莖振動，其狀也峭然上聳，若孤峰之臨河漢。女感陽氣則丹穴津流，其狀也涓然下返，苦幽泉之吐深谷。此乃陰陽感激使然，非人力之所敵也。勢至於此，乃可交接」。意思是說，男子感受到女方的愛意，陰莖激動，其形狀挺直堅硬，好像一座孤立的山峰屹立於大河之旁，雄勢偉壯。女子感受到男方的情愛，陰戶津脂淫流，其狀似涓涓細水下流，就好像泉水在深谷流淌。這是陰陽相互感應的象徵，是外來的力量無法辦到的。情勢發展到這個地步，就可交合了。很顯然，這個時候男女雙方已雀躍欲勢，欲止不行，欲罷不能，這時才是最理想的交合時機。

【編按：玄女雖云九氣，但根據考察實際只記載八氣，疑是當時即遺漏了。】

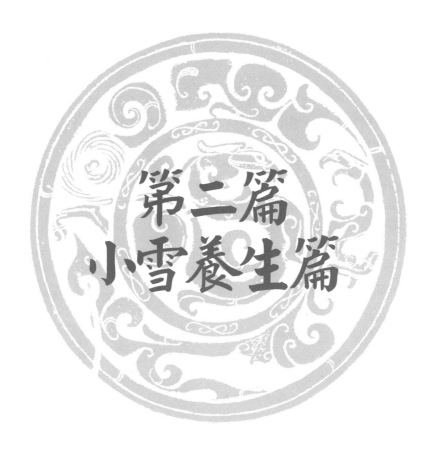

第二篇
小雪養生篇

▌【節氣諺語】▌

小雪小到，大雪大到。

小雪防寒早設備，桑條　土綠肥生。

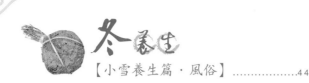

風俗

　　小雪時斗指已，太陽黃經為240度，時值西曆的11月22日前後。此時因氣溫急劇下降而開始降雪，但還不到大雪紛飛的時節，所以叫小雪。小雪前後，黃河流域開始降雪（黃河以南降雪還要晚兩個節氣），偏北地區已進入封凍季節。宋朝蘇軾有詩云：「荷盡已無擎雨蓋，菊殘猶有傲霜枝。」此即描述初冬景象。在北方有農諺曰：「小雪不見雪，便把來年長工歇。」意思是到了小雪節氣卻還未下雪，則冬麥無法過冬，而明年將缺水並有蟲害，農事不佳可以不請長工，由此可見冬天的降雪量會影響農作物的收成。

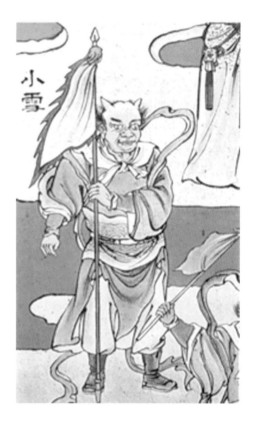

　　小雪三候為：「一候虹藏不見；二候天氣上升地氣下降；三候閉塞而成冬。」這是說此時北方由於不再有降雨，彩虹便不會出現了。又由於天空中的陽氣上升，而地面中的陰氣下降，導致天地不通、陰陽不交，所以萬物失去生機，天地閉塞，既而轉入嚴寒的冬天。但在台灣有時氣溫仍然很高，俗稱「十月小陽春」。

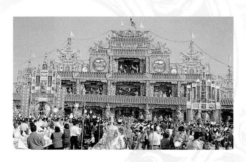

　　在台灣，一進入農曆十月，民間有「謝平安」的宗教祭典。活動主要為「建醮」以酬神還願，感念上蒼保佑農作豐收、祈福祈安，並準備「紅龜粿」，作為祭祀供品。也會普施供祭無主孤魂，作為崇德報功的禮俗。

有些地方還會在此時於廟前搭台演大戲，因應祭典。

此外，農曆的十月十五日又叫作「下元節」，是水官大帝的誕辰日，相傳此日水官大帝會下凡為人民解厄，故這天又叫「消災日」。民間於這日會準備香燭祭品，祭祀水官大帝，以求平安。

小雪節亦是大陸北方牧民宰殺牲畜的季節。農曆五月以後，水草繁盛，牛羊已肥，可以開始宰殺，但不是大量的，而是隨吃隨時殺，保證日常肉食即可，一般不殺牛。冬季，小雪前後，天氣寒冷，易於貯存，牛羊尚末減膘，集中屠宰一次，既殺羊也殺牛，備足冬春需要，牧民殺羊不是割頭，而是從腹部割於一道小口，把手探入腹腔，捏斷脊部大動脈。這樣能保證皮張整潔、軀體完整。

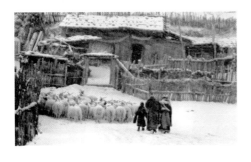

小雪過後也是加工臘肉的最佳時

期。陝南秦巴山區人，加工製作臘肉的傳統習慣不僅久遠，而且普遍。每逢冬臘月，即「小雪」至「立春」前，家家戶戶殺豬宰羊，除留下足夠過年用的鮮肉外，其餘的肉趁鮮用食鹽配一定比例的花椒、大茴、八角、桂皮、丁香等香料，醃入缸中。十五天後，用棕葉繩索串掛起來，滴乾水，進行加工製作。選用柏樹枝、甘蔗皮、椿樹皮或柴草點火慢慢燻烤，然後掛起來用煙火慢慢燻乾而成。或掛於燒柴火的灶頭頂上，或吊於燒柴火的烤火爐上空，利用煙火慢慢燻乾。秦巴山區林茂草豐，幾乎家家都燒柴草做飯或取暖，是燻製臘肉的有利條件。即使是城裡人，雖不殺豬宰羊，但每到冬臘月，也要在市場上挑選上好的白條肉，或肥或瘦，買上一些，回家如法醃製，燻上幾塊臘肉，品品臘味。如自家不燒柴火，便託鄉下親友燻上幾塊。

燻好的臘肉，表裡一致，煮熟切成片，透明發亮，色澤鮮豔，黃裡透紅，吃起來味道醇香、肥不膩口、瘦不塞牙，不僅風味獨特、營養豐富，而且具有開胃、去寒、消食等功能。臘肉從鮮肉加工、製作到存放，肉質不變，可長期保持香味，還有久放不壞的特點。此肉因柏枝燻製，故夏季

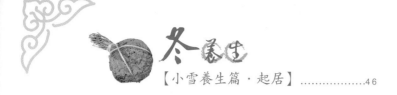

蚊蠅不爬，經三伏而不變質，成為別具一格的地方風味食品。

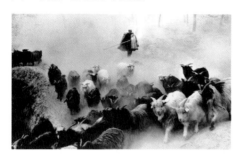

起居

小雪時節，天已積陰，寒末深而雪末大，故名小雪。這時的黃河以北地區會出現初雪，雖雪量有限，但還是給乾燥的冬季增添了一些溼潤。空氣的溼潤對於呼吸系統的疾病會有所改善，但小雪後還會出現降溫天氣，所以必須做好禦寒保暖措施，防止感冒的發生。

小雪節氣中，天氣時常是陰冷晦暗，此時人們的心情也會受其影響，特別容易引發憂鬱症。近年的醫學研究發現，憂鬱症是人類最常見的心理疾患。據專家估計，若將輕型憂鬱症包括在內，憂鬱症在全世界的患病率約為11%。在我國，對憂鬱症尚無精確統計，但實際上憂鬱症隨時隨地可能在人們的身邊出現，只是人們還沒有正視這個心理第一疾患而已。專家介紹說，很多醫生或病人家屬對憂鬱症的表現認識不足，以至於許多病人沒能及時被發現而得到正確的治療。憂鬱症會造成工作、學習及生活能力下降，嚴重影響慢性身體疾病康復，加重了社會和家庭的經濟負擔，甚至還會導致社會上自殺率的上升。

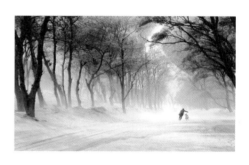

憂鬱症屬於一種情緒不安的精神方面疾病，其特點是患者長期的情緒低落，處於憂鬱不快樂的狀態。至於憂鬱疾病的症狀，可以從下列四個層面來表述：

◎ **情緒方面**：感覺鬱悶、悲哀、愁苦、缺乏興趣、不快活，但有些人會出現煩燥不安、易怒，甚至有敵意。

◎ **生理方面**：性興趣降低、食慾轉變、睡眠障礙（特別是早醒）、體力降低。

◎ **認識及思想方面**：出現悲觀、灰色

意志、無能、無望、無助感、自責、死亡意念、自殺意念、思考緩慢、罪惡及自我懲罰之感覺，更嚴重時會有妄想幻覺。

◎**行為方面**：說話少且音調低、速度慢、動作少而慢、嚴重時僵呆，但有時出現激躁行為、酗酒，甚至有自殺行為。

由於現代醫學對此病的認識不夠，憂鬱症的一些輕微病症，如疲勞、失眠、腸胃不適、持續的頭痛及背痛等經常被誤解為其他疾病。從而無法得到正確的治療。

用中醫病因學的觀點，疾病發生的原因不外乎三種：即內因（喜、怒、憂、思、悲、恐、驚七情過激所傷）、外因（風、寒、暑、溼、燥、熱六淫侵襲所傷）、非內外因（房事、瘟疫、跌撲損傷、中毒等）。憂鬱症的發生多由內因即七情過激所致，七情包括了喜、怒、憂、思、悲、恐、驚等七種情志的變化。

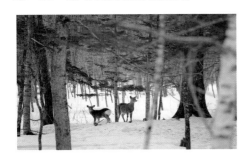

人們在日常生活中時常會出現七情變化，這種變化是對客觀外界事物的不同反映，屬正常的精神活動，也是人體正常的生理現象，一般情況下並不會致病。只有在突然、強烈或長期持久的情志刺激下，才會影響到人體的正常生理，使臟腑氣血功能發生紊亂，導致疾病的發生，正如《黃帝內經》所言：「怒傷肝、喜傷心、思傷脾、憂傷肺、恐傷腎。」說明人的精神狀態反映和體現了人的精神心理層面活動，而精神心理活動的健康與否，直接影響著精神疾病的發生與進展，也可以說是產生精神疾病的關鍵所在。

因此，中醫認為精神心理活動與憂鬱症的關係十分密切，把憂鬱症的病因歸結為七情所致不無道理，那麼調神養生對患有憂鬱症的朋友就顯得格外重要。

《素問·上古天真論》上說：「虛邪賊風，避之有時；恬淡虛無，真氣從之，精神內守，病安從來？」又《素問·生氣通天論》云：「清靜則肉腠閉拒，雖有大風苛毒，弗之能害」。古人從內外兩個方面說明，對外，要順應自然界變化和避免邪氣的

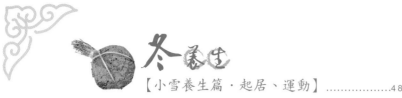

侵襲；對內，要謹守虛無，心神寧靜。即思想清淨，暢達情志，使精、氣、神內守而不失散，保持人體形神合一的生理狀態，也是「靜者壽，躁者夭」的最好說明。

另外，現代醫學研究發現，季節變化對憂鬱症患者有直接影響，因為與憂鬱症相關的神經傳遞物質中，以腦內產生的5-羥色胺與季節變化密切相關。春、夏季，產生5-羥色胺的功能最強，秋冬季節最弱，當日照時間減少，引起了憂鬱症患者腦內5-羥色胺的缺少，隨之出現失眠、煩躁、悲觀、厭世等一系列症狀。

綜觀中西醫學的觀點，為避免冬季給憂鬱症朋友帶來不利的因素，所以在此節氣中要注意精神的調養。《管子》上說：「凡人之生也，必以其歡，憂則失紀，怒則失端，憂悲喜怒，道乃無處」。所以憂鬱症患者要積極地調節自己的心態，保持樂觀，節喜制怒，經常參加一些戶外活動以增強體質，多晒太陽以保持腦內5-羥色胺的穩定，多聽音樂讓那美妙的旋律為你增添生活中的樂趣。清代醫學家吳尚說

過：「七情之病，看花解悶，聽曲消愁，有勝於服藥者也。」

另外，憂鬱症患者還應加強飲食治療。飲食方面要多吃熱量高、有健腦活血功效的食物，如羊肉、牛肉、乳類、魚類，並適當飲用一些茶水、咖啡等飲料。通過調整飲食仍不能改善症狀的患者，可遵照醫囑選用藥物進行治療。

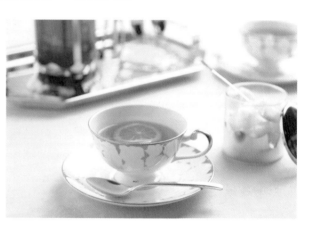

運動

一、小雪十月中坐功

《遵生八箋》中原文如下：「運主太陽終氣。時配足厥陰肝風木。坐功：每日丑、寅時，正坐，一手按膝，一手挽肘，左右爭力，各三五

度，吐納，叩齒，咽液。治病：脫肘，風溼熱毒，婦人小腹腫，丈夫潰疝狐疝，遺溺，閉癃，血睪，睪腫，睪疝，足逆，善瘛，節時腫，轉筋，陰縮，兩筋攣，洞泄，血在脅下喘，善恐，胸中喘急悶。」

時至小雪，氣溫進一步下降，黃河流域開始下雪，魚蟲蟄伏，人體內新陳代謝處於相對緩慢的階段。本法以「小雪」命名，正是順應了這一時令特點而制定的鍛鍊方法，適宜於小雪時節開始鍛鍊，練至大雪為止。

小雪時節人體疾病在經絡方面的表現多為足厥陰肝經的病變。肝之經脈起於足大趾，沿足背內踝前緣上行，在內踝上八寸處出足太陰脾經後，過膝，繞陰器，至小腹，入腹，挾胃，屬肝，絡膽，上膈，過脅肋，沿喉嚨，進入鼻內竅，上行連目系，出於額，上行與督脈交會。其支脈從目系分出，下行於頰裡，環繞口唇；另有支脈從肝分出，上貫膈，注肺中，交於手太陰肺經。主要病症有「丈夫潰疝，婦人腹腫，甚則嗌乾，面塵，脫色…胸滿，嘔逆，狐疝，遺溺，閉癃。」《遵生八箋》文中所述本法主治病症即屬此類，堅持採用本功法鍛鍊，有較好的防治作用。

適應病症：肘脫臼、風溼熱毒、婦人腹腫、男人疝氣、遺尿、尿不出、血尿、睪丸腫大、睪疝、足內翻、抽搐、關節腫痛、抽筋、陽痿、痙攣等疾患症狀。

具體方法：每日凌晨三至七點時，左手用力按住膝蓋，右手挽住左肘向右方用力拉動，接著換右手按膝，左手挽肘向左方用力拉動。反覆各做三至五次。然後牙齒叩動三十六次，調息吐納，津液咽入丹田九次。

二、乾浴按摩功

適應病症：預防流行性感冒。

具體方法：站、坐練功均可，全身放鬆，兩手掌相互摩擦至熱，先在面部按摩六十四次，用手指自前頭頂至後頭部、側頭部做梳頭動作六十四次，使頭皮發熱，然後用手掌搓兩腳心，各搓六十四下，最後搓到前胸、腹背部，做乾洗澡，搓熱為止。

三、抱膝導引功

適應病症：膝以下的下肢痛及下肢麻木症。

具體方法：端坐於椅子上，兩腳分開與肩同寬，大腿與小腿呈90度角，軀幹伸直，全身放鬆，下頷向內微收。全身放鬆，呼吸均勻，右腳踏

在地面上不動，抬起左膝，兩手抱在左小腿下部，用力向腹部靠攏，搬三十六次，然後左腳踏在地面上不動，抬起右膝，兩手抱在右小腿下部，用力向腹部靠攏，搬三十六次，使下肢氣血流暢，經絡疏通。

四、旋臂調息功

適應病症：上臂痛、麻木。

具體方法：雙腿併攏站立，雙臂自然垂下，兩掌心貼近股骨外側，中指指尖緊貼風市穴；拔頂，舌抵上顎，卻除心中雜念。面向南方站，全身放鬆，排除雜念，用鼻緩緩吸氣，意念想吸氣到命門，然後慢慢呼氣，呼氣時意念想氣由命門送到肚臍，如此一吸一呼為一息，然後兩眼平遠視，兩臂向前向上舉過頭頂，兩手心相對，兩臂向上伸直，指尖向上，兩手掌向前向外旋轉三次，再向後向外旋轉三次。兩臂放鬆自然垂於身體兩側，此為一次，共做七次。兩臂鬆垂於身體兩側，手心轉向後，兩臂再向後推七次，推時要慢，意念想病氣由勞宮穴排出。

五、仰臥導引功

適應病症：九竅病及下肢虛冷。

具體方法：仰臥在硬板床上，兩足伸直併攏，曲膝，後足跟靠近臀部，兩臂伸直向後，捉住兩腳，向上拉，同時挺胸仰頭共拉三十六次。

【編按：九竅指二眼、二耳、二鼻孔、口、尿道、肛門等九處孔穴。】

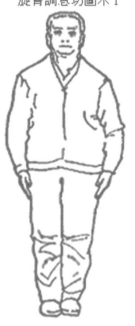
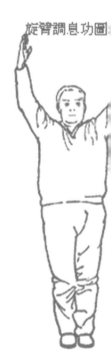

旋臂調息功圖示1　　旋臂調息功圖

六、腳部按摩功

適應病症：治下肢無力。

具體方法：坐在床上或沙發上，左腳曲回，左手抓握左腳趾，右手稍用力搓左腳心一百零八次，然後按同樣方法再搓右腳心一百零八次。然後

彈腳趾，將大腳趾壓在二腳趾上，兩腳趾相彈，開始先彈三十六下，腳趾相彈習慣後，每次彈一百零八下。以上兩項早晚各做一次。因腳上有足太陰脾經、足太陽膀胱經、足少陰腎經、足少陽膽經、足厥陰肝經、足陽明胃經、陰蹻脈、陽蹻脈、陰維脈、陽維脈等，它集中了全身的經絡，故腳的活動是全身的關鍵。

七、腰部導引功

適應病症：治腰無力。

具體方法：開腳站立，兩腳距離與肩同寬，兩臂鬆垂，掌心貼近股骨外側，手中指尖緊貼風市穴；頭頂正直，舌頂上顎，體重平均在兩腳，摒除雜念，使身心達到虛靜和鬆空。兩手心向下，側平上舉至肩平，手心轉向前，兩掌合向身前45度處，上身微前傾，目視兩掌，腳趾抓地，兩手相搓三十六下；兩手向後繞胯至背後，兩手心貼腎命穴，兩手在腎命穴上下摩擦，一上一下為一次，摩擦三十六或六十四次。站的方式同上，兩臂自然鬆垂，頭向左後轉，以腰轉到極度為限，回到兩臂自然鬆垂，然後再向右轉到極限，左轉右轉為一次，轉動一百零八次，早晚各做一次。

在眾多的食物中，此季節最適宜的飲食有：

◎**水果**：首選香蕉（香蕉含有能幫助人腦產生5-羥色胺的物質）。

◎**飲品**：荸薺豆漿飲（荸薺5個絞汁，兌入250克豆漿內煮熟，加入白糖適量）。

◎**菜餚**：芹菜炒香菇（芹菜400克，乾香菇50克浸水泡軟，二者加調味料同炒）。

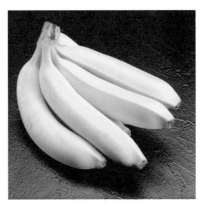

一、食療方

1.玫瑰烤羊心

配方：羊心1個，藏紅花6克，鮮玫瑰花50克或無糖玫瑰醬15克，食鹽適量。

做法：羊心切片備用。鮮玫瑰花搗爛取汁，放入小沙鍋內，加清水適

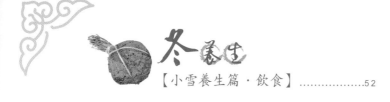

量、藏紅花同煮，煮沸後，改文火繼續煮15分鐘濃縮取汁備用。將切片羊心用竹籤串起，醮上玫瑰、紅花汁，在火上反覆翻烤至羊心熟透即可食用。

功效：本品對心血氣不足、驚悸不寧、鬱悶不舒者，具有補心解鬱的功效。

按注：適合孕婦補宜食用。

2.芝麻兔

配方：整隻兔肉，黑芝麻、薑、蔥、花椒、鹽、香油適量。

做法：兔肉洗淨，用開水煮沸5分鐘撈出，黑芝麻炒香待用。鍋內放入清水燒開後，把薑、蔥、花椒、鹽投入，再將兔肉放入同煮至六成熟後撈出，棄汁不用，鍋內重新倒入滷汁燒沸，下入兔子滷熟，然後撈出切塊放入盤中，加上味精、香油，撒上黑芝麻即可食用。

功效：適宜憂鬱症，並對病後體弱、陰虛便祕、肺熱咳嗽者有食療作用。

3.靈芝燉豬蹄

配方：靈芝15克，豬蹄1隻，料酒、精鹽、味精、蔥節、薑片、豬油各

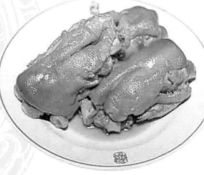

適量。

做法：將豬蹄去毛後洗淨，靈芝洗淨後切片。鍋內放豬油燒熱，加蔥、薑煸香，放入豬蹄、水、料酒、味精、精鹽、靈芝，以武火燒沸，然後改用文火燉至豬蹄熟爛，盛盤即可食之。

功效：治早衰、膚皺。

4.檸檬汁煨雞

配方：童子雞1隻，檸檬2顆，白糖、麻油、鹽各適量。

做法：童子雞宰殺後去毛及內臟，洗淨切塊。鍋內放油燒滾後，將雞塊煎至金黃色，加入清水半碗。將檸檬搾汁，同白糖、麻油、鹽各適量放入鍋內，蓋好鍋蓋，用文火煨半小時。吃時醮檸檬汁。

功效：治容顏早衰。

5.沙棘汁

配方：沙棘果適量。

做法：常飲沙棘汁或吃沙棘果，或常用沙棘汁擦顏面。

功效：治皮膚易老。

按注：沙棘在冬季已完全成熟，正是採摘

的好季節。

6.顏容粥

配方：香蕉2根，蛋黃1個，胡蘿蔔150克，牛奶10克，蘋果150克，蜂蜜適量，粳米100克。

做法：粳米煮粥，香蕉、胡蘿蔔去皮，蘋果去皮核，均剁成細泥。將牛奶、蛋黃、蜂蜜加在一起攪勻，同入煮熟的粥內，再稍煮，即可服食，每日一次。

功效：治顏容憔悴。

7.銀杞明目粥

配方：銀耳15克，枸杞10克，雞肝100克，茉莉花10克，調料適量，粳米50至100克。

做法：銀耳泡水漲發後撕成小片，雞肝切薄片。粳米煮粥，待粥六分熟後放入銀耳、雞肝、枸杞，繼續煮至將熟，再下調料，如薑、鹽、味精和茉莉花。每日一次服食。

功效：治容顏無色。

8.水果粥

配方：橘子100克，蘋果100克，胡蘿蔔100克，黃瓜100克，蜂蜜30克，粳米100克。

做法：橘子、蘋果、胡蘿蔔均去皮，切碎、剁成細泥，再加水，用

紗布濾去粗糙物，留汁。粳米淘淨，煮粥，待熟時，調入蜂蜜、果汁。每日一次食之。

功效：治體虛、顏失其容。

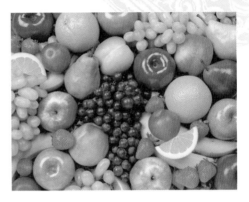

9.葡萄蘋果粥

配方：葡萄100克，胡蘿蔔100克，包心菜150克，蘋果150克，蜂蜜適量，粳米100克。

做法：葡萄、胡蘿蔔、蘋果、包心菜剁成泥糊，加水，用紗布濾過後，留汁。粳米煮粥，調入蜂蜜、果汁。

功效：治體弱容黯。

10.桂沙美人蕉

配方：枸杞子10克，珍珠粉0.3克，糖桂花3克，赤豆細沙100克，山藥粉15克，香蕉8根。

做法：將豆沙倒入油鍋中，用微火煸炒。大約1分鐘後，放入50克白

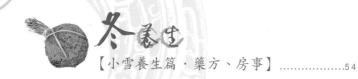
砂糖,拌勻。再加糖桂花,拌勻後出鍋。撒上珍珠粉,放入枸杞子,充分拌勻備用。把剝去皮的香蕉剖開兩片,中間開一道槽。將加過珍珠粉的豆沙,填到槽裡,然後把兩片香蕉合起來。用旺火蒸2至3分鐘,出籠備用。在炒鍋放50克水,加15克白糖、15克山藥粉、少許蕃薯粉和桂花,炒勻,燒開後,澆在已經蒸好的香蕉上。

功效:治皮膚衰老、肥胖。

11.豬脊肉粥

配方:豬脊肉60克,白米90克。

做法:先取豬肉洗淨、切絲,用香油略炒後,加入清水、大米煮粥,待熟時調入食鹽、花椒,再煮一、二沸即可服食。

功效:治肌膚乾燥、毛髮不榮。

12.紅棗茶

配方:紅棗適量。

做法:紅棗水煎,代茶常飲之。

功效:治人體衰老、膚易起皺。

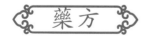

藥 方

1.五加皮酒方一

配方:五加皮15克,川牛膝6克,

黃耆12克,玉竹6克,防風6克,佛手6克,桑枝15克,當歸12克,陳皮12克,木瓜9克,蘇木6克,松節15克,川芎9克,桂枝6克,杜仲12克,秦艽6克,白酒2500毫升。

做法:將上述藥材共同研成粗末,入酒內浸泡、密封,7天後即可飲用。

服法:每次15至30毫升,每日早、晚各一次。

功效:適用於風溼引起的足膝痠痛、骨節疼痛,以及跌打損傷、瘀腫疼痛等症。

2.五加皮酒方二

配方:五加皮、米酒各適量。

做法:以紗布二層包五加皮,放入闊口瓶,用米酒浸泡,密封。15至30天後去渣即可飲用。

服法:每次15至30毫升,每日飲用一至二次。

功效:適用於風溼引起的關節疼痛、四肢麻木或下肢痿軟等症。祛風溼,強筋骨。

3.胡蜂酒

配方:鮮胡蜂100克,白酒1000毫升。

做法：將鮮胡蜂、白酒共
浸15天後飲用。

功效：適用於急性風溼病
及風溼性關節炎。

4.活絡酒

配方：當歸9克，天麻9
克，何首烏9克，防風9
克，獨活9克，川牛膝9
克，牡蠣9克，石斛9克，
銀花9克，川芎9克，秦艽
15克，續斷12克，千年健
15克，杜仲12克，澤瀉12
克，桑寄生12克，松節12
節，狗脊6克，川樸6克，桂枝6
克，鑽地風6克，甘草6克，白酒
1500毫升。

做法：將以上藥材共研成粗末，入
酒內浸泡，15天後即可飲用。

功效：適用風溼關節痛、坐骨神經
痛及陳舊性損傷。

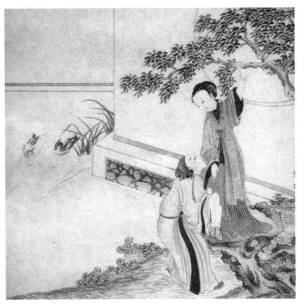

房事

關於性生活的時間概念包括每天
的不同時刻，每月的不同時間，與每
年的不同季節。我國傳統的《房事養
生學》關於性生活健康的理論，依據
「天人相應」的思想，認為不同的季
節、日期和時辰的性生活對夫妻健康

的影響很大。

金元名醫朱丹溪就曾經提出過如
下有關時令、日辰的交合禁忌，認為
在一年之中，四、五、六、十、十一
共5個月，宜「出居於外」，避免性
交。因為四、五月為火旺之時，火旺
則能克肺金，金為水之母，肺金被克
會影響腎水；六月為土旺之時，土能
克水，腎水會直接受到時令傷害；十
月和十一月火氣潛伏、閉藏休養，為
第二年的升發萌動以儲積動力，此時
人體的真陽之火也藏於腎中，接受腎
精滋養，故不可恣慾而耗精，以致真
陽無根。

這些有關性交的禁忌對後世中醫

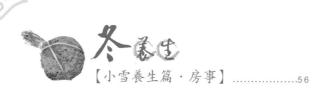
影響較大，包括生活中各方各面。古人說：「房中之事，能殺人，能生人。」就像水能載舟，也能覆舟一樣。從而說明男女交接之道，順之者益壽延年，逆之者早衰早夭。因此，必須在房事生活中知道哪些適宜、哪些應忌諱，才會對身體的健康有利。

元代醫學家李鵬飛說：「慾不可絕，慾不可早，慾不可縱，慾不可強。」可以作為房事養生的準則。慾不可絕說明了房事的必要性；慾不可早論述了早婚的弊端；慾不可縱指在反對放縱情慾；慾不可強專指不可強力入房，以防耗精傷腎。這個準則至今仍有實用價值。

古人對房事必備的環境有三忌：「當避大寒大熱，大風大雨，此天忌也；醉飽，喜怒，憂愁，恐懼，此人忌也；山川，神祇，社稷，井灶之處，此地忌也。房事當避此三忌，做到天時地利人和而行之。」《婦人規》說：「寢室交合之所，亦最當知宜忌。」指出臥室要安靜，睡床要舒適，被褥床單枕巾要整潔，室內空氣要流通新鮮，是房事的必備條件。

古人對性交前的準備工作也很重視。《素女經》說：「欲合之道，在於定氣、安心、和志，三氣皆致至，神明統歸。」所謂定氣、安心，即在行房前寧心安神、泰然穩持，避免煩躁慌張、憂憤妒嫉、忿怒鬱悶等情緒；所謂和志，即男女感召，配合默契，性感集中，情意合同，互相激發。《玉房指要》說：「凡御女之道，務欲先徐徐嬉戲使神和意感，良久乃可交接。」這即是現代性學所謂的前戲、性愛撫階段。

古人甚至對做愛時的方向也有講究。如《洞玄子》中說：「夫婦行房，春季頭宜朝東，夏朝南，秋朝西，冬朝北。」並且還認為「單日有益，雙日有損」。

古代對房事的頻率也很重視。《醫心方》說：「年二十，常二日一施；三十，三日一施；四十，四日一施；五十，五日一施；所過

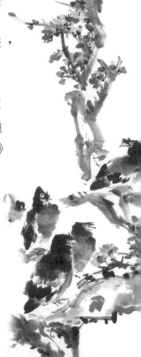

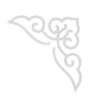

六十以去，勿複施泄。」《千金方》說：「人年二十者，四日一泄；年三十者，八日一泄；年四十者，十六日一泄；年五十者，二十日一泄；年六十者，即畢閉精，勿複再施也。若體力猶壯者，一月一泄。」

　　此外，還有飲食方面的一些忌宜，也有一定的參考價值。對於古人的這些經驗，我們應當辨證地運用，不能全部照搬，因為古代房事養生中也有很多互相矛盾的理論，對此，我們要擇其善者而從之，才會有益於健康美滿的性生活。

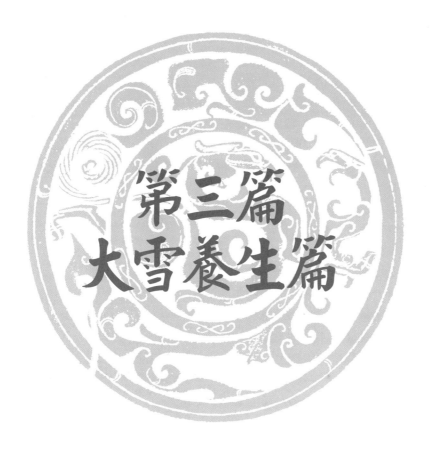

第三篇
大雪養生篇

【節氣諺語】

大雪無雲是荒年。

大雪刮北風，冬季多霜凍。

大雪雨，甘蔗喜。

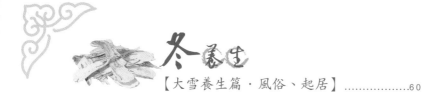
風俗

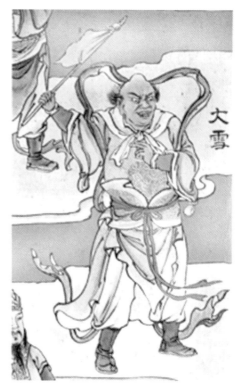

大雪

大雪時斗指甲，太陽黃經為255度，時值西曆的12月7日前後。「大雪」從字面上理解，就是表示降雪開始大起來。古人的解釋說：「大者，盛也。至此而雪盛矣。」當地面有積雪，就是雪大的一種象徵。在大陸北方有「千里冰封，萬里雪飄」的自然景觀，南方則有「雪花飛舞，漫天銀色」的迷人圖畫。大陸北方雖常有晝夜大雪、壓斷樹枝、封鎖道路的情況出現，但農業上卻有「瑞雪兆豐年」的說法，這主要是說雪鋪蓋在地上，因溫度低，能殺死越冬的蟲子，給農業帶來好處。不過，這種景象台灣似乎見不到，除非進入更冷的節氣，再加上寒流侵台，才有可能在玉山、合歡山這類高山地帶降下初雪。

大雪三候為：「一候不鳴；二候虎始交；三候荔挺出。」這是說此時因天氣寒冷，寒號鳥也不再鳴叫了。由於此時是陰氣最盛時期，正所謂盛極而衰，陽氣已有所萌動，所以老虎開始有求偶行為。三候的「荔挺出」的「荔挺」為蘭草的一種，也可簡稱為「荔」，也是由於感到陽氣的萌動而抽出新芽。

農曆十一月一日是痘疹娘娘誕辰日，在古時民間會在此日舉行祭典。由於過去醫藥並不普及，百姓也缺乏相關醫學知識，故一旦染上疾病，便會求助神明，而相傳專管天花與麻疹兩種傳染病的痘疹娘娘，即會庇佑人民健康。

一般說來，大雪時節也就如此，沒有其他比較特殊的民俗風情了。而食俗上，基本與小雪時節差不多，只是隨著天氣轉寒亦更注重食補，尤其在寒冷的北方，通常都以大熱的滋補

品來進補。

起居

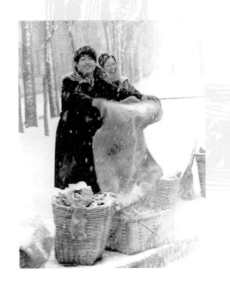

大雪節氣後，天氣越來越涼，寒風蕭蕭、雪花飄飄，地理位置偏北之處開始出現大幅度降溫、降雪天氣，如遼寧、新疆等地還會有暴風雪。北方俗語說道「冬天麥蓋三層被，來年枕著饅頭睡」、「瑞雪兆豐年」，雪景是美麗的，山舞銀蛇，原馳蠟象，雪可以使城市空氣清新溼潤，還可以保護農作物。可是大雪帶給人們的不全是浪漫的詩情畫意，雪既令人欣喜滿懷，又讓人手忙腳亂，讓人喜憂參半，有時候還真挺惱人的，尤其是給人民外出、生活帶來了不少麻煩。

俗話說「風後暖，雪後寒」，伴隨著大雪而來的是溫度下降、摔傷、凍傷、感冒、交通事故等，這些因此成為大雪節影響身體健康的主要因素。如果位處下雪地帶裡，老年人摔傷以手腕、股骨等處骨折的居多，年輕人則多是軟組織挫傷。從預防的角度看，老年人應減少戶外活動，外出最好由其他人攙扶上街；一般人出門時則儘量放慢騎車或步行的速度，避免滑倒。台灣地處亞熱帶，雖少有降雪情形，但這時節高山地區（如玉山、合歡山）仍有下雪的可能性；再加上此時出國賞雪的旅遊行程亦不少，民眾若想安排賞雪之旅，也應慎防滑倒、摔傷意外。

大雪節氣裡溫度變化較大，較易誘發呼吸系統疾病、心腦血管疾病。由於此時氣溫驟降，咳嗽、感冒的人比平時多了好幾倍。醫學專家研究發現，有些疾病的發生與不注意保暖有很大關係；中醫認為，人體的頭、胸、腳這三個部位最容易受寒邪侵襲。

在中醫理論中，頭被稱之為「諸陽之會」。醫學研究發現，靜止狀態不戴帽的人，在環境氣溫為15℃時，從頭部散失的熱量占人體總熱量的30％，4℃時散失總熱量占60％。此

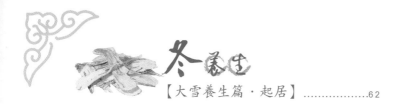

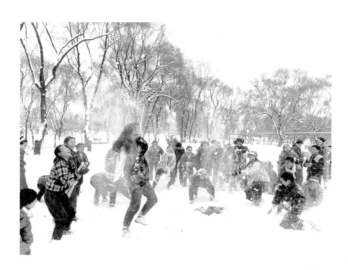

外，天氣寒冷使血管收縮，人們就會出現頭痛頭暈的症狀，對於腦血管病人來說，很容易誘其發病，可見頭部保暖非常重要。

冬天風寒侵入人體，往往首當其衝的就是胸腹部。胸腹部受寒之後，易折傷體內陽氣，從而引起心臟病的發作。此外，胸腹受寒還可能誘發胃腸病的發生，所以胸腹部保暖也是不容忽視的環節。

俗話說「寒從腳下起」，腳離心臟最遠，血液供應慢而少，皮下脂肪層較薄，保暖性較差，一旦受寒，會反射性地引起呼吸道黏膜毛細血管收縮，使抗病能力下降，導致上呼吸道感染。因此，數九嚴寒，腳部的保暖尤應加強。

總之，在天氣日漸寒冷的季節裡，首先要根據氣候的變化適當增減衣服；其次，患有心腦血管病、關節炎、消化系統疾病的病人更要注意防寒保暖，身體不舒服應該主動到醫院檢查，通過中醫的調理達到預防疾病的目的。最後，戴頂帽子、配條圍巾、穿雙保暖性高的鞋襪，也不失為防寒的最佳選擇。

老年人因天冷怕寒，冬天睡覺時總愛多穿些衣服，其實這樣做很不利於健康。因為人在睡眠時中樞神經系統活動減慢，大腦、肌肉進入休息狀態，心臟跳動次數減少，肌肉的反射運動和緊張度減弱，此時脫衣而眠，可很快消除疲勞，使身體的各器官都得到很好的休息。由於人體皮膚能分泌和散發出一些化學物質，此時若和衣而眠，無疑會妨礙皮膚的正常「呼吸」和汗液的蒸發，衣服對肌肉的壓迫和摩擦還會影響血液循環，造成體表熱量減少，即使蓋上較厚的被子，也會感到寒冷。因此，在寒冷的冬天

不宜穿厚衣服睡覺。

　　大雪節氣後，由於天氣變冷，有些女子容易患有冷感症。現代醫學研究認為，女子由於經期、孕期和產褥期或患有貧血、胃腸症及久病體虛等，身體的抵抗力降低，抗寒能力差，故在冬季就特別怕冷。另一方面，婦女如果營養缺乏、低血壓或甲狀腺功能減退，會引起局部或全身的血液循環不良，特別是肢體末梢血管血液循環障礙，導致手腳冰冷。為了預防和減輕冷感，應積極參加適宜的體育鍛鍊，尤其是從事久坐或久立工作的婦女，應重視休息時間多活動，多做手、腳和腰部的運動。同時多吃羊肉、牛肉、雞肉、鵪鶉、大蒜、辣椒、生薑、香菜、洋蔥、山藥、桂圓、栗子及杏脯等性屬溫熱的食物，也有助於禦寒。

　　在寒冷的冬季對五官的保養也不容忽視。由於冬季嘴唇容易發乾，如果用舌頭去舔，唾液在空氣下隨即蒸發，從而越舔越乾，導致嘴唇、口角乾裂，口腔中的細菌乘機侵入口角，引發炎症，醫學上稱為口角炎；另外，冬季進食新鮮蔬菜減少，造成維生素B2缺乏，亦會誘發口角炎。因此，冬季應多喝水、多吃水果和蔬菜，並且還可以多練習唱歌，因為唱歌不但可增強肺活量，而且還可提高唇部肌肉的擴張力。

　　再來，由於冬季氣候寒冷，鼻黏膜變得脆弱而易受傷，如果人們常用手去挖鼻孔，將導致出血；冬季又是感冒和鼻炎發病的高峰期，這兩種疾

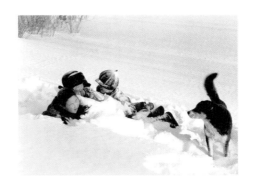

病也都容易引起鼻出血。因此，冬季應注意預防感冒和鼻炎，並克服挖鼻孔的壞習慣。

　　耳部凍瘡的主要原因是耳部肌膚對寒冷（通常是氣溫在10℃以下時）的異常反應，還與肢體末端血液循環障礙、氣血運行不暢等因素有關。耳朵的血液供應比其他部位少，除耳垂有脂肪組織可保溫外，其餘部分只有較薄皮膚包著軟骨，裡面的血管很細微，保溫能力較差，因而很容易凍

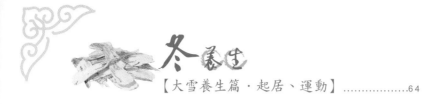

傷。耳部凍瘡的復發率很高，往往「一年生凍瘡，年年都復發」。所以，冬季一定要注意耳部保暖。

青光眼是一種致盲眼病，多在冬季最冷的月份發作。其症狀是眼痛、眼脹、視力減退，並伴有頭痛、噁心等症狀。平時一定要保持穩定的情緒，避免精神緊張和過度興奮；注意起居要有規律，不在黑暗處久留，防止瞳孔擴大，引起眼壓增高；在晴朗的天氣下適度參加戶外活動，因為這樣可增加眼底血管氧氣的供應，減少血液中二氧化碳的聚積，避免眼壓升高；在氣候寒冷的惡劣天氣裡儘量減少外出，以減少對眼部的影響。

此外，地處降雪地區的人們若在雪中待久了，極容易患上「雪盲症」，即「雪光性眼炎」。該病形成的主要原因，是太陽光中的紫外線由雪地反射到眼角膜上，引起角膜損傷。症狀為畏光、流淚、異物感、奇癢、刺痛、水腫等。因此，在雪地玩耍的時間不宜太久，如果有安排到雪地工作或旅遊觀光時，還應該戴上具有防紫外線功能的墨鏡。

運動

一、大雪十一月節坐功

《遵生八箋》原文如下：「運主太陽終氣。時配足少陰腎君火。坐功：每日子、丑時，起身仰膝，兩手左右托，兩足左右踏，各五七次，叩齒，咽液，吐納。治病：腳膝風溼毒氣，口熱，舌乾，咽腫，上氣，嗌乾及腫，煩心，心痛，黃疸，腸澼，陰下溼，饑不欲食，面如漆，咳唾有血，渴，喘，目無見，心懸如饑，多恐，如人將捕等症。」

大雪時節，積雪冰封，萬物生機閉藏，陽氣潛伏。本法以「大雪」命名，正是順應這一時令特點而制定的氣功鍛鍊方法，可於大雪時開始，練至冬至為止。

大雪時節人體疾病多表現為足少陰腎經的病症。其脈症是動則病饑不欲食，面如漆柴，咳唾則有血，喝喝而喘，從而欲起，目不明如無所見，心如懸若饑狀，氣不足則善恐，心惕惕如人將捕之，是為骨厥，是主腎所生病者，口熱，舌乾，咽腫，上氣，嗌乾及痛，煩心，心痛，黃疸，腸澼，脊股內後廉痛，痿厥，嗜臥，足

下熱而痛等，採用本功法鍛鍊，有較好的防治作用。

適應病症：腰膝風溼、口熱、舌乾、咽腫、氣上逆、喉嚨乾及腫、煩心、心痛、黃疸、腹瀉、陰下溼、食慾不振、面色黃黑無光、咳唾有血、渴、喘、視茫不明、心懸如饑、情緒惶恐不安等症。

具體方法：每日夜裡十一點至三點時，仰面躺在床上，上身用力前傾，雙手於身體兩側掌心向上如托重物，雙膝向上抬，使身體儘量蜷縮，雙腳做蹬踏動作，各做五至七次，然後牙齒叩動三十六次，調息吐納，津液咽入丹田九次。

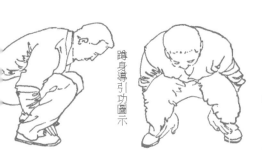

蹲身導引功圖示

二、蹲身導引功

適應病症：淋病、遺尿病。
具體方法：兩腿下蹲，身體微向前傾，兩手經大腿外側伸向膝後窩下，經小腿內側伸向同側足背，用手儘力抓握住腳趾，使腳向上彎曲，如抓不著腳趾，可用手抓住足背向內用力拉，拉到身上微出汗為止。

三、蹺腿導引功

適應病症：小便不暢、頻數。
具體方法：端坐，全身放鬆。意守會陰穴，做自然深呼吸二十四次，然後抬起左腿，將左腳放在右大腿上膝蓋附近做深長勻細呼吸三十六次，做完將左腿放回原地，將右腿搬起，右腳放在左大腿上，再做深呼吸三十六次。此法可使足跟外側的足太陽膀胱經的昆侖穴與足跟內側的足少陰腎經的太溪穴得到調節。

四、揉腹調息功

適應病症：遺精、滑精。
具體方法：臨睡前，全身自然放鬆，兩手重疊，左手在內，左手心貼緊小腹，右手心對緊左手背，兩手做順時針方向轉三十六圈，再反時針方向轉三十六圈。慢慢吸氣至命門，吸氣時兩手握緊拳，同時小腹內收提肛，然後徐徐呼出，如此反覆吸氣七次收功。睡覺時曲膝側臥，堅持練功，自能固精。

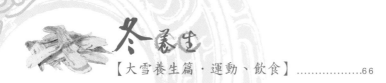

五、灸關儀穴功

適應病症：婦女小腹絞痛、婦女陰中痛。

具體方法：仰臥床上，用艾卷灸關儀穴十分鐘，每天早晚各灸一次。

【編按：關儀穴位於膝關節後腓側，窩橫紋上1吋四陷中，左右腿各一穴。】

六、轉腹調息功

適應病症：子宮下垂。

具體方法：自然站立，雙腳分開與肩同寬，雙臂自然下垂，掌心朝內側，中指指尖緊貼風市穴，拔頂，舌抵上顎，提肛，淨除心中雜念。兩臂鬆垂，右手心貼小腹，左手心對正右手背，意念想小腹內有一圓球隨手掌做順時針旋轉三十六圈，稍停，再隨手掌做逆時針旋轉三十六圈。深呼吸運動，吸氣想肚臍向後貼命門，呼氣自然，此為一息，共做三十六息。坐式練法與站式練法相同，每天早晚各練一次。

飲食

此節氣中，人們的飲食習慣普遍以進補為主，不過由於飲食不當很容易使人上火，並患口瘡，故此在這一單元裡，再向大家介紹一些食補方的同時，也向大家介紹一些可治療口瘡的食療方。

一、食療方

1.枸杞肉絲

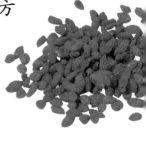

配方：枸杞20克，瘦豬肉100克，青筍20克，油、鹽、砂糖、味精、紹酒、麻油、太白粉、醬油各適量。

做法：枸杞子洗淨待用。瘦肉、青筍洗淨切絲，拌入少量太白粉。炒鍋燒熱用油滑鍋，再加入適量的油，將肉絲、筍絲同時下鍋翻炒，烹入紹酒，加入砂糖、醬油、食鹽、味精攪勻，放入枸杞子翻炒至熟，淋上麻油即可起鍋。

功效：滋陰補血，滋肝補腎。這是藥食合用、陰血雙補、明目健身的藥膳方。對於體虛乏力、貧血、神衰、性功能低下、糖尿病患者均有強身益壽之效。

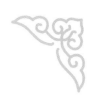

2.火腿燒海參

配方：用水泡開海參200克，火腿50克，素油、黃酒、太白粉、白糖、生薑、蔥白、醬油、食鹽各適量。

做法：海參洗淨，切成條塊，放入滾水中略燙後撈出備用。火腿切片備用。炒鍋燒熱放油之後，入蔥、薑略炒，再放入海參、火腿翻炒至六、七成熟，倒入黃酒、醬油、白糖、清水，小火煨烤，燒至湯汁濃稠時，太白粉和水勾芡即完成。

功效：補血益精，養血充髓。最適宜精血虧虛、產後虛羸、陽痿遺精、虛弱勞怯、久病體虛、衰老瘦弱者。

3.蒜泥茼蒿

配方：大蒜3瓣，茼蒿250克，味精、食鹽、香油適量。

做法：茼蒿洗淨，切成一寸長段。大蒜搗爛為泥備用。鍋內放入清水煮開，茼蒿下鍋用開水焯3分鐘撈出，將蒜泥、味精、食鹽、香油同時放入，攪拌均勻盛盤。

功效：開胃健脾，降壓補腦。茼蒿與肉、蛋等葷菜共炒，可提高其所含維生素A的利用率。大蒜含有一種「配糖體」成分，可預防動脈硬化、降低血壓、減少血栓形成的機率。食用大蒜最好生吃，因為大蒜中的有效成分加熱會失去作用。

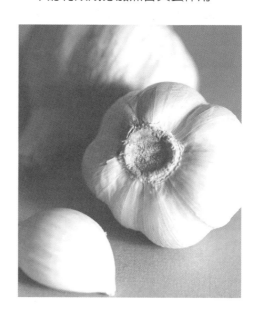

4.木耳冬瓜三鮮湯

配方：冬瓜150克，木耳150克泡水漲發，海米15克，雞蛋1個，食鹽、太白粉、味精、麻油等調料各適量。

做法：冬瓜去皮洗淨、切片。木耳、海米洗淨備用。雞蛋打勻，攤煎成蛋皮，切寬片備用。鍋內加鮮湯上火燒開，下海米、木耳煮沸5分鐘，再將冬瓜放入，開鍋後撒入食鹽、太白粉，起鍋前倒入蛋皮，淋上麻油即成。

功效：生津除煩，清胃滌腸，滋補

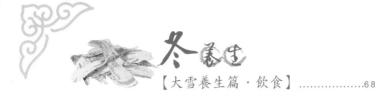

強身。

5.冬蟲夏草鴨

配方：冬蟲夏草5錢、鴨1隻、蔥、薑、鹽、米酒各少量。

做法：小火燉熟食用。

功效：補虛益氣，滋陰壯陽。

6.番茄汁

配方：番茄汁1杯。

服法：番茄汁含口中，每次數分鐘，一日多次。

功效：治口瘡。

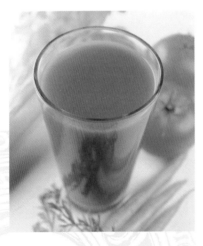

7.蘿蔔鮮藕粥

配方：生蘿蔔50克，鮮藕50克，白米100克。

做法：蘿蔔洗淨、切小塊，與藕、白米加水同煮為粥即可。

功效：治口瘡。

8.蘿蔔藕汁飲

配方：蘿蔔數個，鮮藕500克。

做法：將上述兩物均洗淨、搗爛絞汁。蘿蔔藕汁含漱後緩緩咽下，每日四至五次，每次100毫升，連用3至4日。

功效：治口瘡。

9.冰糖燉蓮子

配方：黨參3克，蓮子去芯10克，冰糖30克。

做法：將蓮子放在小碗內泡漲，加黨參、冰糖，放蒸鍋內隔水燉一小時後，喝湯吃蓮肉，每天一劑，連服三至五劑。

功效：治鵝口瘡。

10.冰山煎

配方：山藥20克，冰糖30克。

做法：上料適量加水，武火煮沸，再用文火煎半小時，煎好倒出藥液後，照前法重煎一次。兩次藥液混合後，分早晚兩次服用。每日一劑，連服2至3天。

功效：治口舌生瘡。

11.蒔菜蔥白湯

配方：蒔菜100克，蔥白50克。

做法：將薤菜洗淨與蔥白一起煮湯，食鹽調味，經常食用。

功效：治口角炎、舌炎、唇炎等維生素B$_2$缺乏症。

12.山藥蓮子粥

配方：山藥50克，蓮子50克。

做法：將上述二味同煮熬成粥，加糖食之。

功效：治鵝口瘡。

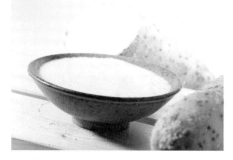

13.炒栗子

配方：栗子5至7個。

做法：每次5至7個栗子，炒熟食之，一日兩次。

功效：治療口角炎、舌炎、唇炎、陰囊炎等。

14.鮮梨果

配方：鮮梨適量。

服法：經常食用鮮梨能防治之。

功效：治口舌生瘡、咽喉腫痛。

15.可可蜂蜜糊

配方：可可粉適量，蜂蜜適量。

做法：可可粉以蜂蜜調成糊狀，頻頻含咽。

功效：治口腔潰瘍。

16.羊肉綠豆薑棗湯

配方：羊肉120克，綠豆30克，生薑5片，大棗10枚。

做法：加水適量燉爛服用，每日一劑，病癒停服。

功效：治多發性口瘡。

17.石榴糖

配方：石榴適量，冰糖少許。

做法：將石榴子肉榨汁，加冰糖製成糖漿，用以含漱或內服。

功效：治療口腔炎、扁桃腺炎、咽喉炎等。

18.茶水含漱液

配方：茶水適量。

服法：用茶水含漱或咽下去，一日數次。

功效：治口腔炎。

19.冰糖末

配方：冰糖適量。

服法：細嚼冰糖，一日多次。

功效：治口疳。

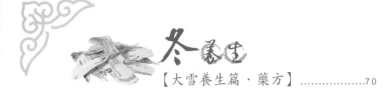

藥方

一、風寒感冒治療方

　　此症多見於冬季，發熱輕，怕冷明顯，伴有頭痛、全身關節痠痛、鼻塞、流鼻涕、不出汗、咳嗽、舌質淡紅、舌苔薄白。治療時，應選用以下具有辛溫解表、宣肺散寒的驗方：

◎紫蘇葉12克，鮮薑9克。水煎後去渣，加紅糖30克，趁熱服，蓋被發汗。

◎乾辣椒少許，紅糖30克。水煎後去渣，趁熱服，蓋被發汗。

◎蔥白3根，淡豆豉9克。水煎後取汁飲服。

◎綠豆一大把，白菜頭4個，紅糖30克。先將綠豆、白菜頭加水煎成濃汁，去渣後加紅糖，趁熱服，蓋被發汗。

二、關節炎治療方

1.木耳舒筋散

配方：黑木耳120克（放置砂鍋內，慢火焙乾，切勿焙焦），川續斷、炒杜仲、川牛膝、木瓜各10克，桂枝、羌活各9克，制乳香、附子、透骨草、蒼朮、公丁香、母丁香、黨參各6克。

做法：上藥共焙乾後，與黑木耳研極細末。

服法：每次服6克，每日二至三次，酒少許為引，白水送下。不會飲酒者，也可不用酒。

功效：可補肝腎、強筋骨、通血脈、和營衛，除風寒溼痹，解攣縮抽搐。

主治：由肝血不足、筋失所養，或產後血虛、營衛失和、風寒溼邪侵襲、痹阻脈絡所致的肢體麻木、四肢抽搐、手足攣縮抽風、筋骨疼痛等症。

按注：木耳焙乾後冷卻兩小時就得輾軋研末，時間稍長，即回潮而不易軋細。

【編按：營氣與衛氣合稱營衛，營氣運行於脈中，為營養身體之用；衛氣運行於脈外，為保衛身體之用。】

2.熱痹湯

配方：當歸12至15克，黃耆9克，連翹12克，生甘草12至15克，生苡仁24克，防風12克，忍冬藤15克，海桐皮12至15克。

做法：水煎，每日一劑，每劑煎服兩次，首劑煎煮的時間不少於45分鐘。

功效：祛風宣溼，化痰消瘀。

主治：類風溼性關節炎。症狀見手指、足趾關節腫脹疼痛，甚則強硬

變形，張口不利，或伴四肢關節腫痛，舌苔淡薄微膩，脈象弦細澀。

加減：寒邪偏盛加用川烏、草烏等大辛大熱之品，以祛內在之風寒病冷；熱邪偏盛者加石膏、知母、虎杖等，寒涼乏味，以清絡中之熱；風勝游走合用白芷、羌活；溼盛漫腫加苡仁、大腹皮；肢體腫而且脹者加入枳殼、川樸等，理氣宣痹；久痹正虛者加入地黃之類，以補氣血、養肝腎。此外，還應根據病變部位配合引經藥，如上肢重用桂枝，加片薑黃；下肢加木瓜、川牛膝、鑽地風；周身關節疼痛入千年健、伸筋草、絡石藤等。

3. 痹痛寧

配方：鹿角霜、生甘草各12克，制附子、桂枝、羌活、獨活、赤芍、白芍、廣地龍、烏蛇肉各10克，細辛5克，防風、生當歸各15克，黃耆、生地、生苡仁各30克，蜈蚣3條。

做法：水煎服，每半個月為1個療程。可根據具體病情，服2至6個療程。

功效：祛風勝溼，溫經散寒，舒筋活絡，通痹止痛，補益氣血，強筋壯骨。

主治：肢體肌肉關節冷痛，關節腫脹或變形、屈伸不利，腰膝痠痛。適用於風溼性關節炎、類風溼性關節炎、坐骨神經痛、肩周炎（五十肩）、老年人腰腿疼。

4. 雞血藤湯

配方：雞血藤、秦艽、炒桑枝、海風藤、絡石藤、伸筋草各30克，絲瓜絡15克，忍冬膠30克，甘草5克。

做法：水煎服，每日一劑。

功效：養血祛風，除溼宣痹，通絡止痛。

主治：血虛風溼，肢節疼痛，遊走不定，筋脈攣急，屈伸不利，四肢麻木痹痛，亦可用於各種原因所致的筋脈損傷之拘急疼痛。

5. 中虛痹證湯

配方：黃耆、威靈仙、尋骨風各30克，桂枝3至9克，白芍、防風、山藥各15克，元胡20克，伸筋草12克，細辛6至9克，大棗7枚，生薑、炙甘草各6克。

做法：水煎服，每日一劑，分兩次

服，三個月為一療程。

功效：補虛溫中，袪風通絡，除溼止痛。

主治：風溼性或類風溼性關節炎，長期應用西藥以致胃氣明顯受損，或宿有胃疾不能接納諸種西藥而痺痛依然如故者。

加減：血虛，加當歸10克；寒痛，加制川、草烏各6克，熟附片10克，麻黃8克；熱痛，加秦艽15克，忍冬藤、地龍、石膏各30克；溼重，加苡仁15克，蒼术、白术各10克；關節變形、肌肉萎縮，加千年健、老鸛草、豨薟草各30克；頑痺加全蠍、僵蠶各10克，蜈蚣3條。

三、坐骨神經痛治療方

坐骨神經痛表現為臀部疼痛，並沿大腿內側、經膕窩放射性疼痛。直腿抬高試驗表現為患側下肢抬離床面不足70度，病人即感膕窩和下腰部疼痛，並向足跟部傳遞痛感。

◎**配方**：雞血藤30克，丹參18克，當歸、續斷、桑寄生、狗脊各12克，川芎、秦艽、羌活、土鱉、杜仲、制乳香、制沒藥各10克，黃耆25克。

◎**做法**：水煎服，每日一劑，一週為一療程，一個療程後症狀一般都能緩解。

房事

古人認為應當閉精不泄才符合養生原則，並對此有著很多論述。《養性延命錄》中說：「人生孰不欲倚翠偎紅、沉酣曲櫱、明眸皓齒，滋快衾綢？何知快樂之悅吾心，而禍害接踵矣。故莊生曰：『人之大可畏者，衽席之間，不知戒者過也。』故養生之方，首先節慾，慾且當節，況欲其慾而不知所以壯吾慾也，寧無損害？夫腎為命門，為坎水，水熱火寒，則靈台之焰藉此以滅也。使水先枯竭，則木無以主，而肝病矣；水病則火無所制，而心困矣；火焰則土燥，而脾敗矣；脾敗則肺金無資。五行受傷，而大本以去，欲求長生，其可得乎？」

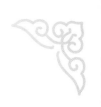

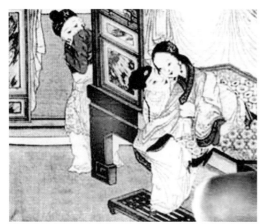

寶貴的物質，應經常保持盈滿，而房事中的泄精將使其耗竭，但女性在房事中分泌的陰精卻不會耗竭。男性精液的補充可通過服食滋補品獲取，也可從房事女性的陰精中獲取。

依據「採陰補陽」的古代觀點其具體方法為：

◎選擇體態嬌小、豐滿、性情溫和、年輕，但不一定十分漂亮的女性為採陰對象，因為這樣的女性被認為最具滋補作用。

◎房事中務必使女性達到性高潮，因為在高潮中女性分泌的陰精最多。

◎儘量延長交合時間，以便採集更多的陰精。

◎應與多個女性交合，甚至多多益善，因為重複與同一女性交合，其陰精的滋補作用將會轉弱。

◎男性在行房中應忍精不射，並兼行導引服氣之術，以便做到「還精補腦」。

從文中可以看出，房事不慎是影響人長壽的致命因素。這是因為人「元氣有限，人慾無窮」的原故。可是正如文中所言「人生孰不欲倚翠偎紅、沉酣曲糵、明眸皓齒，滋快衾綢？」那麼該如何倚翠偎紅呢？於是古人有一種「採陰補陽，還精補腦」的房中之術。

「採陰補陽」是中國古代房中術中的一個重要行為觀念。認為男性若想獲得補益、長壽，甚至長生不老、得道成仙，可通過有意識地與女性行房來達到目的。該觀念沿起很早，晉代葛洪的《抱樸子・內篇》中即有明確的記載：「房中之法十餘家，或以補救勞損，或以攻治眾病，或以採陰補陽，或以增年延壽，其大要在於還精補腦一事耳。」文中認為採陰能夠補陽，男性泄出的精液視為人身中最

歷史上採陰補陽之術主要在道教的某些流派中盛行，宋代以後更發展為「煉內丹」之術，但是，它很早就受到佛教的抨擊，也受到很多醫家學者的批評，這也被認為是中國古代房中術衰落的重要原因之一。因為操此

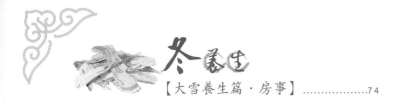

冬養生

術者不可能長生不老、得道成仙，但卻容易流於縱慾，而且其中所述多項方法，亦不能被目前社會道德接受。尤其在應當閉精不泄的冬天，更不要修煉此法，以防因控制不當造成泄精，反而流於縱慾和淫亂的下場，當然這可是現世社會文明所不允許的。

因此，這單元所提的「採陰補陽」之說，純粹只是告訴讀者朋友們古代曾有此術而已，並不建議各位施行。

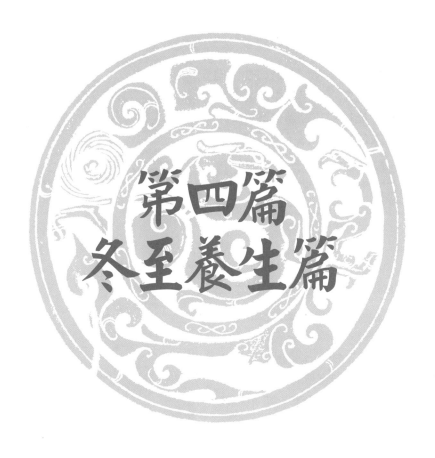

第四篇
冬至養生篇

▌【節氣諺語】▌

冬至不過不寒，夏至不過不暖。

冬至雨，除夕晴；
冬至晴，除夕地泥濘。

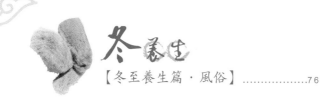

風俗

冬至時斗指子，太陽黃經為270度，時值西曆的12月21日前後。冬至這一天，陽光幾乎直射南回歸線，我們北半球白晝最短，黑夜最長，開始進入數九寒天。天文學上定這一天是北半球冬季的開始，而冬至以後，陽光直射位置逐漸向北移動，北半球的白天就漸長了。

冬至三候為：「一候蚯蚓結；二候麋角解；三候水泉動。」傳說蚯蚓是陰曲陽伸的生物，此時陽氣雖已生長，但陰氣仍然十分強盛，所以土中的蚯蚓仍然蜷縮著身體。麋與鹿同科，卻陰陽不同，古人認為麋的角朝後生視之為陰，由於冬至一陽生，（冬至之後百日漸長，被視為陽氣初動，稱作一陽生），所以麋感陰氣漸退而解角。由於陽氣初生，所以此時山中的泉水可以流動並且溫熱。

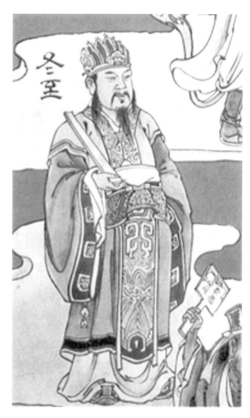

冬至是二十四節氣中最重要的一個節氣，也是古人認為一年中最重要的一天。古人用日圭測日影，很早以前便發現這一天日影最長，故以這一天為始最容易校正，所以古人將冬至日立為一年之始。我國周朝開始以冬至所在月份為一月，正月初一指的便是當月新月初生的這天，為一年的開始。周朝當時已採用地支記月，冬至所在的月份為子月，即現今農曆的十一月。

冬至在古時是一歲之首，所以現在民間仍有「冬至大過年」的說法。古代天子在冬至這天，要舉行祭天的儀式，以祈風調雨順。在北京的天壇自明成祖遷都後建成，一直是皇帝祭天的地方。中國古時的地圖南方在上而北方在下，因此天壇建於京城的南

郊，其正南位為昊天上帝。雖然在五行方位上南方屬火是夏季，但因夏至一陰生，陰氣屬地，所以古時天子在夏至日祭地，地壇建於京城的北郊；而冬至一陽生，陽氣屬天，所以古時天子在冬至日祭天，天壇建於京城的南郊。清朝的旗人在冬至日不但祭天，同時也祭祖，在祭典之後用祭祠用的豬肉煮成白肉，與同來祭天者分享神餘，「吃白肉」於是便成為旗人在冬至日的特殊食俗。

山東有句俗話說「冬至餃子夏至麵」，在冬至這天當地最普遍的食俗便是吃餃子。吃水餃的歷史要追溯到漢末，當時河南南陽出了個「醫神」張仲景，他原來在長沙居官，告老還鄉時，正逢臘月。張仲景見到整天為生活奔波而衣不遮體的窮人，面對寒風刺骨的冰天雪地，好多人的耳朵都凍爛了，心裡十分難受。冬至那天，他在南陽東關搭起醫棚，盤起火灶，專門熬一種「去寒嬌耳湯」，捨給窮人們喝，以治療耳朵的凍傷。這種藥湯是用羊肉、辣椒和一些祛寒溫熱的藥材合煮而成的。人們喝了湯，他又把剩下的羊肉和藥材撈出來切碎，用麵皮包成耳朵的樣子，稱作「嬌耳」，下鍋煮熟，分給人們每人兩隻。喝湯吃「嬌耳」後，人們渾身發暖，兩耳起熱，治好並保住了凍壞的耳朵。

後來每到冬至日，山東人就會模仿張仲景做「嬌耳」煮食並喝熱湯，日久成俗，「嬌耳」也傳久生變，又有了「餃子」、「扁食」、「水餃子」、「水點心」等地方性名稱，於是冬至日吃餃子的習俗就在北方這樣一代一代流傳下來。

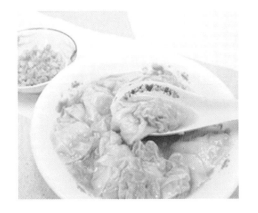

大陸南方有些地區冬至的食俗是吃餛飩。餛飩被四川人叫作「抄手」，廣東人則叫「雲吞」，因其煮熟後像荷包蛋，為混沌初開，故名「餛飩」。據民間傳說，春秋時吳王夫差沉湎於歌舞酒色，某年冬至歌宴，嫌肉食膩肥，很不高興。西施乃用麵粉和水桿成薄薄的皮子，內裹少許肉糜，滾水一汆之後，隨即撈起，加入湯汁，進獻夫差。夫差食之讚不絕口，問為何物，西施信口以「混沌」

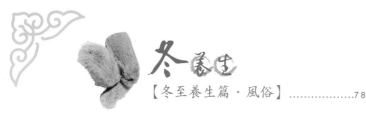
作答。此後，餛飩這一美味就逐漸傳
至民間，人們選在冬至那天品嘗一碗
餛飩，不單是紀念西施的創造，還為
了慶賀冬至的一陽生。

宋人周密在《武林舊事》中記述
當時杭州冬至習俗：「三日之內，店
肆皆罷市，垂簾飲博，謂之『做
節』。享先則以餛飩，有『冬餛飩年
撥』之諺。貴家求奇，一器凡十餘
色，謂之百味餛飩。」可見在宋朝，
杭州的人們已經有冬至吃餛飩和以餛
飩祭祖的風俗。晚清紹興學者范寅在
《越諺 · 飲食》中提到餛飩，「或芝
麻糖或醃肉裹以麵粉，冬至時食」，
可見古代紹興還有甜味的餛飩。

湯圓也是南方普遍流傳的重要冬
至食品之一，又稱團子、團圓子、丸
子、圓仔、冬至圓等，用糯米粉做
成，有的還加餡兒。古詩有云：「家
家搗米做團圓，如是明朝冬至天。」
因湯圓是圓的，可象徵「陽圓」，所
以冬至吃湯圓的主要用意是為了慶賀
「陽生」，同時祈求團圓喜慶之意。

關於吃湯圓的由來，在浙江南部
有這樣一個傳說：相傳很早以前有一
位樵夫上山砍柴，不慎跌入深澗，不
能脫險，就採摘狀如湯圓的野生之物

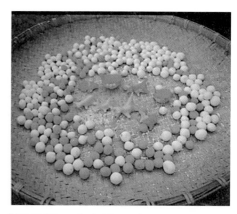

「黃精薑」來充饑，才免於餓死。十
幾年後，樵夫遍體長了毛，身輕若
燕，竟然飛回家裡，但已經不會說話
了，給他米飯也不吃，家裡人就為他
做了糯米湯圓，他一見湯圓以為是黃
精薑就吃起來。後來樵夫慢慢恢復了
本性，在冬至日竟開口與家人說話
了。從此便有冬至吃湯圓的習俗。

台灣冬至也吃湯圓，並且要搓成
紅、白兩種顏色的圓仔，煮成甜湯
圓。先用甜湯圓祭祀神明、祖先，然
後全家人團圓食之，稱為「添歲」。
按照老一輩人的說法：不吃金丸（紅
湯圓）、銀丸（白湯圓），不長一歲。

廣東潮汕地區民間把冬至這天稱
為「小過年」，有祭祖先、吃甜丸、
上墳掃墓等習俗。在這一天要備足豬
肉、雞、魚等三牲和果品，上祠堂祭
拜祖先，一般都在午前祭拜完畢，然

後家人團聚圍桌共用午餐。

潮汕人吃甜丸的食俗與台灣人吃湯圓很相似，並且還包含著一個有趣的陋俗：人們在這一天把甜丸祭拜祖先之後，要拿出一些貼在自家的門頂、屋樑、米缸等處，這一天家人如不慎碰上它，便是好兆頭。如果這一天碰巧有外人上門拜訪，讓外人碰上它，這些外人也會交上好運，所以這一天人們不希望有外人上門拜訪。還有一種說法是專放給老鼠吃的，相傳五穀的種子是老鼠從很遠的地方咬來給農民種的，農民為報答老鼠的功勞，約定每年收割時，應留一小部分不收割，而留給老鼠吃。後來，因為人們貪心，把田裡的五穀全收割了，老鼠一氣之下便向觀音娘娘投訴，觀音娘娘聽後也覺得可憐，便賜給老鼠一副堅硬的牙齒，叫牠以後搬進人家屋內居住，以便尋食，自此，老鼠便到處為害了。

按潮汕習俗，每年上墳掃墓一般在清明和冬至，謂之「過春紙」和「過冬紙」。一般情況，人死後前三年都應行「過春紙」俗例，三年後才可以行「過冬紙」。但是，人們大多喜歡行「過冬紙」，原因是清明時節經常下雨，道路難走；冬至時則氣候好，便於上山野餐。

陝西及河北地區在冬至日還有吃「紅豆粥」的習俗，這原本是我國遠古時的一種習俗，在《荊楚歲時記》中亦有記載。兩漢六朝時，人們相信傳說中工共的兒子在冬至日死的，死後變成疫鬼，但疫鬼怕紅豆，所以大家便在冬至日煮紅豆粥以避疫。在我國民俗傳說中，紅豆與桃木都具有驅災避邪的神力，這種民俗對日本人也有影響，所以日本也有在新年將豆子撒出去攘災的習俗。

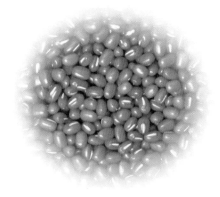

在食品加工方面，人們在冬至日也有不少創造和經驗積累。如浙江人多在冬至日舂米，稱作「冬舂米」，說是這天舂米可避免易碎和多糠，減少損耗，並且這天舂出的米久放也不變質。紹興人在冬至日釀造的「冬釀

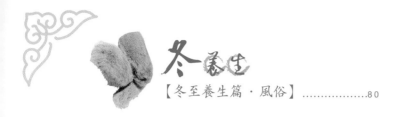

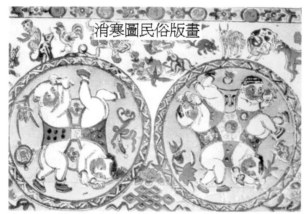

消寒圖民俗版畫

宿：五九四十五太陽開門戶：六九五十四窮兒爭意氣：七九六十三布衲兩肩擔：八九七十二貓兒尋陰地：九九八十一犁耙一起出。」但這些詞句多半都是描寫冬日景色。

酒」，如「紅釀酒」，呈乳白色，香氣撲鼻，特別誘人；更有用特種技法做成的「酒窩酒」、「蜜殷勤」，是贈老人、送親友的佳品。湖南寧遠人在冬至日多割雞宰豬，將肉陰乾，做成「冬至肉」，味道非常香美。這些在現在仍有研究和開發價值。

自古人們多習慣從冬至起「數九」，每九天為一個小節，共分為九九八十一天。在大陸各地流傳著一首九九消寒歌：「一九、二九不出手，三九、四九冰上走，五九、六九沿河看柳，七九河開，八九燕來，九九加一九耕牛遍地走。」這首歌謠生動地反映出不同時間的季節變化。隨著南北的地理位置和氣候差異，九九消寒歌在詞句創作上也略有變動，如：「一九及二九相逢不出手；三九二十七蘺頭吹觱篥；四九三十六夜眠如露

與九九消寒歌相對應的消寒習俗是九九消寒圖，這是從前黃河流域一帶盛行的遊戲，比起九九消寒歌，消寒圖出現較晚。消寒圖的形式很多，簡單的是畫縱橫九欄格子，每格中間再畫錢形，共得八十一錢，每天塗一錢，塗法是「上陰下晴、左風右雨雪當中」，民間歌謠謂：「上陰下晴雪當中，左風右雨要分清，九九八十一全點盡，春回大地草青青。」

或者，也可選擇九個九畫的字聯成一句，放在格中，然後日塗一筆。一般選用的九畫字聯句為「亭前垂柳珍重待春風」、「雁南飛柳芽茂便是春」等。徐珂《清稗類鈔·時令類》載：「宣宗御制詞，有『亭前垂柳珍重待春風』一句，各句九言，言各九畫，其後雙鈎之，裝潢成幅，曰九九消寒圖……自冬至始，日填一劃，凡八十一日而畢事。」

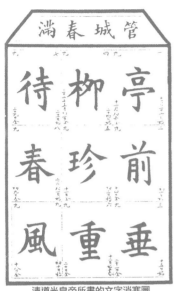

清道光皇帝所書的文字消寒圖

除了以上兩種之外，更有一種「雅圖」，是畫素梅一枝，梅花瓣共計八十一，每天染一瓣，都染完以後，則九九盡，春天臨。《帝京景物略》云：「日冬至，畫素梅一枝，為瓣八十有一，日染一瓣，瓣盡而九九出，則春深矣，曰『九九消寒圖』。」更有韻致的是，婦女曉妝染梅。明朝楊允浮《灤京雜詠一百首》詠及此俗，其自注云：「冬至後，貼梅花一枝於窗間，佳人曉妝，日以胭脂日圖一圈，八十一圈既足，變作杏花，即暖回矣。」這種設計可謂獨出機杼，由梅而杏、由冬而春，季節的變換又與佳人曉妝的胭脂聯繫，真讓人叫絕。無怪乎楊氏詩以詠之：「試數窗間九

九圖，餘寒消盡暖初回。梅花點遍無餘白，看到今朝是杏株。」

有的消寒圖還有其他「附件」，一是聯語，即在圖旁標出有關的聯句，諸如「試看圖中梅黑黑。自然門外草青青」；有的是在圖上印出九九消寒歌；此外還有繪圖、印俏皮話的，比如畫「老虎拉碾子」，印歇後語「老虎拉碾子──不聽那一套」。

我國古時冬至日還有祭孔和拜師的習俗。《新河縣誌》載：「冬至日拜聖壽，外鄉塾弟子各拜業師，謂

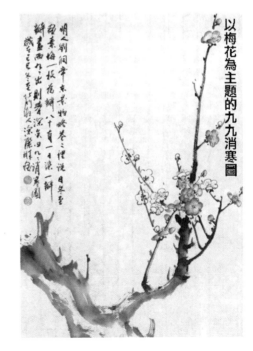

以梅花為主題的九九消寒圖

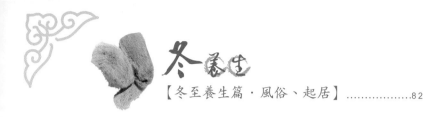
『拜冬餘』。」「聖」是指聖人孔子，「拜聖壽」就是給孔聖人拜壽。因為古時「冬至」曾被訂為「年」，過了冬至日就長一歲，謂之「增壽」，所以需要拜賀，舉行祭孔典禮。祭孔子拜聖時，有的縣懸掛孔子像，下邊寫一行字是「大成至聖先師孔子像」；有的則是設木主牌位，木牌上的字是「大成至聖文宣王之位」，據說這「大成至聖文宣王」的稱號，是後世的皇帝策封的。

據《清河縣誌》記載，在冬至祭孔時還要「拜燒字紙」。愛惜字紙，不許亂用有字的紙擦東西，這在民間，尤其在士子文人階層非常看重，認為愛惜字紙是對聖人尊重的表現，如亂用字紙揩抹髒東西就是對先師的藝瀆不恭，所以把帶字的廢紙收集起來，在祭孔時一齊燒掉，燒時也要師生一齊跪拜。

我國古代在冬至日還有給老人送鞋襪的習俗，很多歷代古籍、方志均有記載。據《中華古今注》載：「漢有繡鴛鴦履，昭帝令冬至日上舅姑。」這就是說在漢昭帝時，就有「薦履於舅姑」的事。

三國魏之陳思王曹植曾在冬至日向曹操獻鞋襪，並作《冬至獻鞋襪表》，其文曰：「伏見舊儀，國家冬至，獻履貢襪，所以迎福踐長，先臣或為之頌。臣既玩其藻，願述朝慶，千載昌期，一陽嘉節，四方交泰，萬彙朝蘇。亞歲迎祥，履長納慶，不勝感節，情繫帷幄。拜表奉賀，並獻紋履七量、襪若千副。毛茨之陋，不足以如金門、登玉台也。」此表文說明了冬至「獻履貢襪」的用意，是為了賀「一陽嘉節」與「迎福踐長」。

在山東曲阜一帶亦有「薦襪履」的習俗，當地婦女會在節前做好布鞋，等到冬至日時再贈送給舅姑（即公公婆婆）。

冬至日的習俗真是不勝枚舉，從上面所列舉的一些風俗中，我們可以看出歷代對冬至日是極其重視的，其程度不亞於春節。由此，我們不難看出古人對「冬至一陽生」的喜愛。一陽初生的時刻，也是養生修煉的重要時機，所以此節氣中正確地進行養生修煉及合理的起居飲食，對身體的健康可起到致關重要的作用。

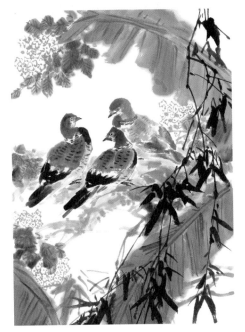

起居

冬至在養生學上是一個最重要的
節氣，主要是因為「冬至一陽生」。
按八卦學說，此時為地雷復卦。卦象
中上面五個陰爻，下面一個陽爻，象
徵陽氣的初生。我國古時曾以冬至定
為子月，即一年的開始。在一天十二
時辰中，子時也是人體一陽初生的時
間。古代養生修煉非常重視陽氣初生
這一時期。認為陽氣初生時，要像農
民育苗、婦人懷孕一樣，需小心保
護、精心調養，使其逐漸壯大。因為

只有人體內的陽氣充足，才會達到祛
病延年的目的。所以子時、子月便在
養生學中有著重要的地位。

一般來說，中年以後，人們就應
當加強對身體的保健。因為中年人如
日中天，儘管身體處於最強盛時期，
但卻也是人體由盛轉衰的轉捩點，所
以中年以後的人們理應注重這一節
氣，積極地對身體加強保健。《靈
樞‧天年》中說：「三十歲，五臟大
定，肌肉堅固，血脈盛滿，故好步；
四十歲，五臟六腑十二經脈，皆大盛
以平定，腠理始疏，榮華頹落，髮頗
斑白，平盛不搖，故好坐；五十歲，
肝氣始衰，肝葉始薄，膽汁始減，目
始不明；六十歲，心氣始衰苦憂悲，
血氣懈惰，故好臥；七十歲，脾氣
虛，皮膚枯；八十歲，肺氣衰，魄
離，故言善誤。」寥寥數語概括了人
到中年後，人體健康將逐步走向衰弱
的過程。

《景岳全書‧中興論》上說：
「人於中年左右，當大為修理一番，
則再振根基，尚余強半。」告誡我
們，人到中年若能科學地運用養生之
道，調理得當，是可以保持旺盛的精
力而防止早衰，達到延年益壽的目
的。

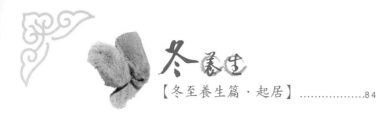
中年養生第一步應做好精神調養。《列子》上說:「少不勤行,壯不競時,長而安貧,老而寡慾,閒心勞形,養生之方也。」由此可見古人認為「清心寡慾」便是養生的最好方法。因為當人不被世俗所累時,由於精神負擔小,人體的臟腑機能便不受七情所傷,而能各守其職,自然身體會健康長壽。可是要做到這些,實在不是一件容易的事情,所以人到中年後,要逐漸提高自己的修養,保持精神暢達樂觀,不為瑣事勞神,不要強求名利、患得患失。要學會欣賞別人的優點,工作、學習之餘多聽音樂,多做一些休閒娛樂,使心態年輕化,以振奮精神,增添生活樂趣。

宋代醫家陳直在《壽親養老新書》中載詩一首:「自身有病自身知,身病還將心自醫,心境靜時身亦靜,心生還是病生時」。詩中告誡我們,只有進行自身心理保健,保持「心靜」才能保證身體健康而沒有疾病。

第二步是要節慾保精。《泰定養生主論》上說:「三十者,八日一施泄;四十者,十六日一施泄,其人弱者,更宜慎之,人年五十者,二十日一施泄。……能保持始終者,祛疾延年,老當益壯。」這說明有規律地節制性生活,是健康長壽的必要保證,所以要根據自身實際情況節制房事,不可因房事不節,導致勞倦內傷、損傷腎氣。

腎為先天之本,腎精充足,五臟六腑皆旺,抗病能力強,身體健壯則人能長壽。反之,腎精匱乏,則五臟虛衰,多病早夭。唐代醫學家孫思邈以「男子貴在清心寡慾以養其精,女子應平心定志以養其血」,也就是男子以精為主,女子以血為用,來說明節慾保精的重要性。而東漢醫家張仲景則以「凡寡慾而得之男女,貴而壽,多慾而得之男女,濁而夭」,闡述了節慾保精不但有利健康,而且是優生保健的首要條件。

第三步是要加強身體鍛鍊。應利用各種機會進行適當運動,有句諺語:「冬天動一動,少鬧一場病;冬天懶一懶,多喝藥一碗。」說明冬季鍛鍊的重要性。體育運動還要做到勞而勿過,《備急千金要方·道林養性》中說:「養性之道,常欲小勞,但莫大疲及強所不能堪耳。」便是告訴我們身體不要「超負荷運轉」,防止過度勞累,積勞成疾。

第四步便是要順應四時,做好飲

食調養。就是說飲食調養要符合「春夏養陽，秋冬養陰」的原則，根據自己身體的情況適當進補。

冬至到小寒、大寒是最冷的季節，患心臟和高血壓病的人往往會病情加重，而且中風者增多，天冷也易凍傷。

心腦血管病是嚴重威脅中老年人生命的疾病，其中冠心病（冠狀動脈硬化性心臟病）連同中風、腫瘤，成為當今世界上的三大死因。中醫學認

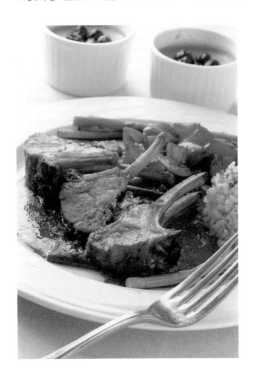

為人體內的血液得溫則易於流動，得寒就容易停滯，所謂「血遇寒則凝」，說的就是這個道理。當寒冷的氣溫作用於身體時，會使人體血管中的血液流動不暢，甚至引起淤血阻滯，從而為心腦血管病的發作和加劇提供了條件。現代醫學也認為寒冷能刺激交感神經興奮，導致交感和副交感神經的失調，使小動脈收縮，周邊血管阻力增大，同時血液黏稠度增高，血凝時間縮短，血流速度緩慢，容易引起血液淤滯或血管梗塞，從而誘發中風、心絞痛、心肌梗塞等危重病症。冬季心腦血管病的死亡率較其他季節為高，原因就在於此。

因此，在寒冬季節裡，對高血壓、動脈硬化、冠心病患者來說，要特別提高警惕，謹防發作，應採取以下預防措施：

◎**注意防寒保暖**。在氣溫下降時，要及時增添衣服，衣褲既要保暖性能好，又要柔軟寬鬆，不宜穿得過緊，以利血液流暢。

◎**合理調節飲食起居**。不酗酒、吸菸，不過度勞累。

◎**保持良好的心境**。情緒應維持穩定、愉快，切忌發怒、急躁或者精神抑鬱。

◎**進行適當的禦寒鍛鍊**。如平時堅持

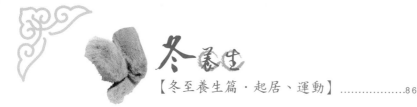
用冷水洗臉等,提高身體對寒冷的適應性和耐寒能力。

◎**隨時觀察和注意病情變化**。定期去醫院檢查,必要時服用藥物,以控制病情發展,防患未然。

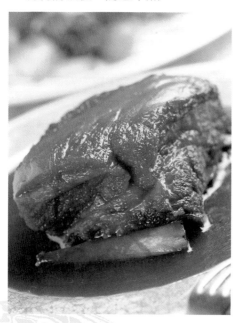

嚴冬時節還要注意中老年人的低體溫。低體溫是以35℃為界限,低於35℃者為體溫過低。由於中老年人出現低體溫後,可能無任何不適與痛苦,所以往往容易被忽視。體溫過低的中老年患者,發病多緩慢,甚至危及生命時也無明顯症狀。這類病人一般不出現寒顫,但得不到及時治療就會出現意識模糊、語言不清,繼而昏迷,體溫隨即降至30℃以下。此時,

患者脈搏及呼吸甚微、血壓驟降、面部腫脹、肌肉發硬、皮膚出現涼感。

因此,在寒冷的冬季,中老年人所在的居室裡應採取防寒保暖措施,及時給他們添加柔軟暖和的衣服與被褥,外出時也應特別注意保護頭和腳。同時,讓中老年人適量地吃些羊肉、雞肉、豬肝、豬肚、帶魚等禦寒食品。並且,鼓勵和幫助中老年人在室內進行適宜的運動,使體內多產生一些熱量。當他們體溫過低時,可用溫熱水洗抹四肢,以促進血液循環,提高體溫;情況嚴重時,應立即送醫院治療。

此節氣中,由於中老年人怕冷,必須避寒就溫,宜毛衣貼身,棉軟著體;手腳易凍,尤宜保暖;宜練按摩功以取暖,練易筋經以助熱。飲食上可吃當歸燉羊肉等藥膳,增強禦寒防病的能力。

從中醫養生學的角度來看,冬至為「冬令進補」的大好時節。說到進補,很多人只是狹義地去理解,認為所謂的「補」就是吃點營養價值高的食品、用點壯陽的補藥就算補了,其實這只是進補的一種。具體的進補應該是通過養精神、調飲食、練形體、

慎房事、適溫寒等綜合調養，達到強身益壽的目的。在運用過程中，我們應當注意兩點：

◎養宜適度：所謂適度，就是要恰到好處，不可太過，不可不及。若過分謹慎，則會導致調養失度，不知所措。比方說稍有勞作則怕耗氣傷神，稍有寒暑之異便閉門不出，食之惟恐肥甘厚膩而節食少餐，如此狀態，都因養之太過而受到約束，不但有損健康，更無法「盡終天年」。

◎養勿過偏：綜合調養要適中。有人把「補」當作養，於是飲食強調營養，食必進補；起居強調安逸，靜養惟一；此外，還以補益藥物為輔助。雖說食補、藥補、靜養都在養生範疇之中，但用之太過反而會影響健康。

運動

一、冬至十一月中坐功

《遵生八箋》中原文如下：「運主太陽終氣。時配足少陰腎君火。坐功：每日子、丑時，平坐，伸兩足，拳兩手，按兩膝，左右極力二五度，吐納，叩齒，咽液。治病：手足經絡寒溼，脊股內後廉痛，足痿，厥，嗜臥，足下熱，臍痛，左脅下背肩髀間痛，胸中滿，大小腹痛，大便難，腹大，頸腫，咳嗽，腰冷如冰，反腫，臍下氣逆，小腹急痛，泄下腫，足寒而逆，凍瘡，下痢，善思，四肢不收。」

冬至日陽光幾乎直射南回歸線，半北球白晝最短，其後陽光直射位置向北移動，白晝漸長。但由於太陽輻射到地面的熱量，經地面向空中發散的少，故在短期內氣溫繼續降低，草木凋零，昆蟲蟄伏。而另一方面，冬至陽生，陽氣萌發，萬物孳生。

本法以「冬至」命名，正是順應這一時令特點而制定的氣功鍛鍊方法，適宜於冬至時節鍛鍊，可於冬至時開始，練至小寒為止。寒為冬令之氣，寒屬收引，皆屬於腎。本法所述主治病症大都屬於此類，採用本功法鍛鍊有防治作用。

適應病症：手足寒溼，脊股內後廉痛，足痿軟無力，嗜臥，足下熱，臍痛，左脅下背肩髀間痛，胸部悶脹，腹痛，大便難，腹腫，頸腫，咳嗽，腰冷如冰，反腫，臍下氣逆，小腹急痛，泄下腫，足寒而逆，凍瘡，

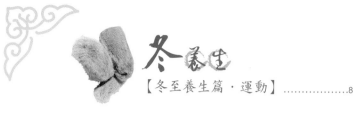

下痢，善思，四肢不舉。

具體方法：每夜十一點至三點時，平坐，伸開兩腳，雙手握拳，按在雙膝之上，向左、右方用力扭動身體，直到扭不動為止，反覆做二至五次，牙齒叩動三十六次，調息吐納，津液咽入丹田九次。

二、會陰觀想功

適應病症：男女生殖器病，可滋陰壯陽、增強性功能。

具體方法：自然站立，雙腳分開與肩同寬，雙臂自然下垂，掌心朝內側，中指指尖緊貼風市穴，拔頂，舌抵上顎，提肛，淨除心中雜念。全身放鬆，意念想會陰穴，每次觀想20分鐘，早晚各一次。

【編按：會陰穴於男子在陰囊根部與肛門連線中點，女子在陰唇後與肛門連線中點。】

三、點按陰池功

適應病症：嘶啞、喉頭炎。

具體方法：端坐於椅子上，兩腳分開與肩同寬，大腿與小腿呈90度角，軀幹伸直，全身放鬆，下頜向內微收。用左手大拇指點按右臂陰池穴一百零八下，再用右手大拇指點按左臂陰池穴一百零八下，每天早晚各點按一次。

【編按：陰池穴即神門穴，位置在掌心下、靠近小指那一邊的手腕橫紋上凹陷處，左右手各一穴。】

四、搓耳回春功

適應病症：腎虛、耳鳴耳痛。

具體方法：自然站立，雙腳分開與肩同寬，雙臂自然下垂，掌心朝內側，中指指尖緊貼風市穴，拔頂，舌抵上顎，提肛，淨除心中雜念。全身放鬆，兩手掌相互摩擦至熱，用手掌握揉耳朵及耳朵四周之皮膚，促使耳朵四周氣血充分流動，搓揉耳朵發熱為止。然後兩手食指伸直，插入兩耳孔，將外耳道完全堵塞，突然往外拔出為一次，共插拔六次。

五、周天功

周天功是道教的主要練功方法。周天功分為小周天、大周天兩種。小周天是指內氣貫通任、督二脈，透達三關；大周天是指內氣貫通奇經八脈，周流全身。這兩種功法總稱為「內丹術」。

周天，是道家練功時借用古代天文學的術語而來。古代天文學家認為宇宙天體像一個球形物體籠罩大地，

而人們所在的大地位於這個球的中心，由大氣拖舉，在大地的周圍布列著日月星辰。在籠罩大地的球面上將日運行的軌跡定為黃道，在它的兩側約8度的範圍內所形成的帶稱為黃道帶。日月星辰就分布在這個黃道帶內，其中東、南、西、北四個方位上分別布列著二十八個恆星系，稱為二十八星宿，每方各布列七個星宿，各方布列的七個星宿之間的距離和位置各不相同。古人用假設的直線將星宿相互聯結，結果四個方位上所形成的圖像猶如四種不同的動物，於是出現了東方青龍、南方朱雀、西方白虎、北方玄武等名稱。

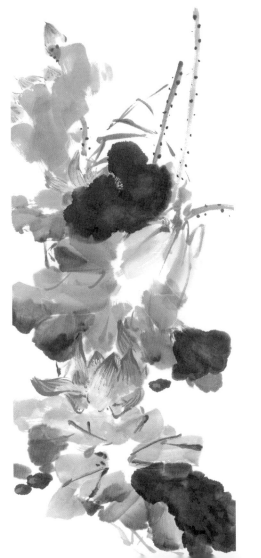

由於地球公轉和自轉的關係，人們從地球上的某一點觀察宇宙星際時，就會發現日月星辰在一定的軌道上運轉，經過一定的時間後，這些日月星辰又回到了原來的位置，猶如循環一周一樣。這樣的循環，古代天文學家稱之為一個周天。另外，對太陽的升起、降落的循環也稱作周天。所以《天仙正理》：「小周天雲者，言取向於子、丑、寅、卯等十二時，如周一日之天地也」。

練功時，出現真氣自督脈上升至巔頂，然後，再由巔頂進入任脈，返回丹田，猶如日出、日落一般地完成了一個循環。而這個循環是沿人身前後的正中線完成的，其範圍局限在任、督二脈，故為小周天。當真氣沿奇經八脈、十二正經，在人體的上下、前後、左右流通循環時，其範圍廣泛，故稱為大周天。

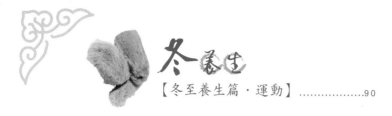

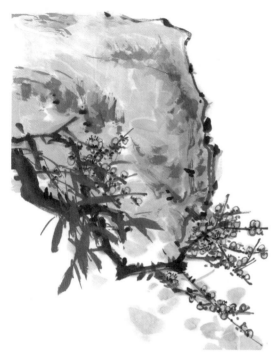

周天功的鍛鍊需要經過三個階段，即「煉精化氣」、「煉氣化神」、「煉神還虛」。小周天是「煉精化氣」階段，它分為煉己、調藥、產藥、採藥、封爐、煉藥六個步驟。大周天是在小周天基礎上的高級功法。

（一）周天功法三要素

《規中指南》指出：「內丹之要有三，曰玄牝、藥物、火候。」玄牝是指鼎爐，仿煉外丹術而得名。玄牝蘊藏真氣的部位，即丹田。《金丹大要》：「內鼎者，即下丹田。在臍之下，臍後腎前」，「是神氣歸藏之府，方圓四寸，一名中太極」，這就是說玄牝所在的部位是臍之後、腎之前，並在臍水平線之下的方圓四吋左右處，是體內腹腔中的一個空間，既不是點，也不是面。在這麼大的範圍內都可以設鼎，至於設在何處可由練功者自己體會。

藥物，在《規中指南》中說：「採藥者，採身中之藥物也。身中之藥者，神、氣、精也。」這個神、氣、精指的是先天就有的元神、元氣、元精，不是後天形成的，稱之為「內藥」。所以《金丹四百字》中指出：「練精者，練元精，非淫佚所惑之精；練氣者，練元氣，非口鼻呼吸之氣；練神者，練元神，非心意思慮之神。」但是先天之精、氣、神雖然得之於父母，但在生長的過程中必須隨時依賴天之精、氣、神的不斷補充和滋養，才會生生不息，否則早已消耗殆盡，故所謂的練先天之精、氣、神者，無從後天之精、氣、神入手。

火候指的是意念對呼吸控制的程度。《規中指南》：「神是火，氣是藥」，「火候口訣之要，尤當於真息中求之。」《真詮》：「火候全在念頭上著力。」指的就是意念與呼吸的

關係。火候分為武火、文火兩種。《修道全指》中說：「蓋武火者，即呼吸之氣急、重、吹、逼，採取烹煉也；而文火者，即呼吸之氣輕、微、導、引，淋浴溫養也。」丹書中還把武火稱為陽息，文火稱為陰消。這是說除了急、重、吹、逼的強烈呼吸猶如油鍋烹煉為武火，輕、微、導、引的柔和呼吸好似在溫水中洗浴為文火外，在子、丑、寅、卯、辰、巳六陽時練功亦稱武火，在午、未、申、酉、戌、亥六陰時練功也叫文火。前者是依呼吸的急緩，後者是按時間的早晚，劃分出文火與武火的不同。武火多用在練功過程中的前半段，文火多用在練功的後半段，但是應拒情而定取文武兼用為好。

（二）小周天功法

1.姿勢

練周天功可取坐、立式，古代練功多取盤坐式。

2.步驟

◎煉己：即對練功者意念、姿勢的鍛鍊。它要求練功者擺好姿勢，排除雜念，形神安靜，注意力集中，舌抵上顎，輕閉口唇。這個步驟要求練功到一定的時間再轉入第二步。

◎調藥：在練功者對上述步驟適應後，開始調動體內的「內藥」。調藥時先調元神，即在排除雜念、形神安靜的基礎上，將元神納入玄牝之中，使一念歸丹田，凝神入氣穴。再調元氣，即調整呼吸，使自然呼吸逐漸轉入深、長、沉、細、勻的地步，使呼吸短促的調整為深長，然後將這種深、長、沉、細、勻的後天之氣逐漸納入丹田，與先天之氣相接。先天之氣是先天之精在命門火的煎煉下形成的。總之，調藥就是將神（意念）、氣（後天呼吸之氣）均納入丹田（玄牝、鼎爐）之內的過程。

◎產藥：即是丹田氣形成。由於神返丹田，身中內氣納歸丹田，整體的氣都趨於向裡之勢，所以散溢於外的氣，亦隨之趨於內而返歸丹田。當練功達到靜極之時，在恍惚杳冥之中，出現丹田有氣將動的感覺。這種感覺猶如練外丹時，各種藥物經過烹煉之後融化成新的藥物一樣，所以稱此時的感覺為「產藥」，即產生了與呼吸之氣、先天之氣不同「氣」的意思。這種有氣將動的感覺並非是在意念支配下的「動」，而是「非覺而動，是動而覺」。

◎採藥：是指在「藥」產生之後，繼續添加新藥，以促成「藥」煉得

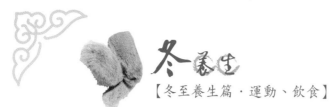

精、純之意。在丹田有氣將動之時，運用撮提穀道、舌抵上顎，目閉上視、鼻息莫呼四字訣法（撮、抵、閉、吸），以武火的強烈意念和控制呼吸的方法，全力鍛鍊，加強火勢。

◎封爐：即繼續使用撮、抵、閉、吸四字訣，使穀道封固不泄（提肛）、舌抵上顎、目閉上視、鼻息莫呼，使氣不上泄，猶如爛火封爐一般致力於煉己動之氣，即進一步「產藥」。

◎煉藥：經過以上幾個步驟煉出的「藥」必須有一定的功能和特性，這個功能與特性的產生還必須經過一番鍛鍊，這就是第六步的目的。這一步對「藥」的鍛鍊方法是用意念引動已成之丹田氣下入會陰，並由會陰過尾閭，至命門穴，夾脊上行直達泥丸，再由泥丸前經絳宮，復歸氣海穴（丹田），使任、督二脈相通。

為什麼要使任、督相通？古人認為人在胚胎期是通過臍與母體相繫，並攝取營養。攝取的營養通過任、督二脈及奇經八脈周流全身。出生之後，任、督二脈不再接通，生命活動不像胚胎期那樣。為達益壽延年的目的，必須接通督、任二脈，因此周天功法致力於此。督、任二脈一通，則小周天功既成。

3.呼吸

小周天功的呼吸分為以下幾個階段：煉己、調藥、產藥的前期，呼吸輕微細勻長，稱之為起火；產藥的後期及採藥、封爐，呼吸急重，加強吸氣，為進陽火；煉藥達到氣升督脈時，也用強吸的武火；氣過泥丸下降任脈時，用輕微的呼吸，改用文火。強吸為陽息，輕呼吸為陰符。氣過督脈三關，任脈三田（尾閭關、夾脊關、玉枕關；上丹田、中丹田、下丹田）後，改為吸、停、呼、吸、停、呼的方式進行，即可出現吸時氣升至頭頂，呼時氣自頭頂下降至小腹。

通督任二脈分為意通和氣通兩種。所謂意通就是用意念誘導氣血運行而使督任相通。所謂氣通督任，不是有意識或用意念誘導氣血運行，而是練功精勤，無慾無念，靜候陽生不息，精氣自然日積月累。待丹田之氣充足後，一股暖流勃然而動，由會陰轉尾閭，過夾脊，不用意念便衝開督脈，直上玉枕至昆侖（此處是指頭頂，而非腳踝外側的昆侖穴），轉而下通任脈，緩緩下降丹田。

意通督任所需時間不長，約三個月

左右即可，而氣通督任沒有三年五載的苦練，沒有強壯的體魄，沒有堅忍不拔的毅力，是不易達到的。

4. 飲食調膳

周天功的鍛鍊必須注意飲食調膳，加強營養調攝，所以有「練功不調膳，等於瞎胡練」的說法。

5. 注意事項

周天功的適應症很廣泛，但有精神分裂症和神經官能症患者應慎練此功，可以改為其他功法修煉。

【編按：穀道即肛門，撮穀道是指提肛。尾閭即尾椎骨。泥丸即百會穴，位於頭頂正中央。絳宮位在兩乳連線的中間。氣海穴位在肚臍下方約1.5吋處。夾脊關為兩肩夾骨對脊柱處。玉枕關為脊柱接後腦的部位。上丹田在泥丸，中丹田在絳宮，下丹田在氣海。】

飲食

每年農曆的立冬至立春，是人們進補的最佳時期。但是，進補並非只是吃大量的滋補品就可以了，進補應視個人體質而定。按照傳統的中醫理論，滋補通常分為四類，即補氣、補血、補陰、補陽。

補氣主要是針對氣虛體質：如行動後直冒虛汗、精神疲乏、說話無力、婦女子宮脫垂等症候，一般採用紅參、紅棗、白朮、黃耆、五味子和山藥等。

補血主要是針對血虛體質：如頭昏眼花、心悸失眠、面色萎黃、嘴唇蒼白、月經量少且色淡等症，應採用當歸、熟地、白芍、阿膠、首烏和十全大補膏等。

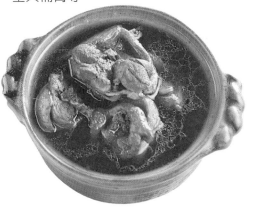

補陰主要是針對陰虛體質：如夜間盜汗、午後低熱、兩頰潮紅、手足心熱、婦女白帶增多等症，採用白參、沙參、天冬、鱉甲、龜板、冬蟲夏草和白木耳等。

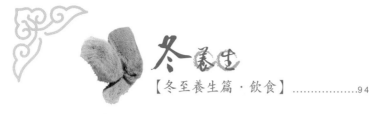

補陽主要是針對陽虛體質：如手足冰涼、怕冷、腰痠、性功能低下等症，可選用鹿茸、杜仲、韭菜籽、蛤蚧和十全大補酒等調補。

如果不根據自己的實際情況，盲目將黃耆、黨參、當歸、田七等與雞、鴨同煮食，或是長時期過量服用人參、鹿茸、阿膠、白木耳等中藥，反而對身體有害。據藥理學研究和臨床發現，在無疾病且身體強壯的狀態下超量服用補藥，會產生口乾舌燥、鼻孔出血等滋補綜合症。因此，冬令進補應注意因人而異，切莫多多益善。

一、食療方

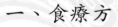

1.羊肉燉白蘿蔔

配方：白蘿蔔500克，羊肉250克，薑、料酒、食鹽適量。

做法：白蘿蔔、羊肉洗淨，切塊備用。鍋內放入適量清水，將羊肉入鍋，燒開5、6分鐘後撈出羊肉，把水倒掉。重新換水燒開後，放入羊肉、薑、料酒、鹽等燉至六成熟，再將白蘿蔔入鍋一起燉至熟。

功效：益氣補虛，溫中暖下。對腰膝痠軟、困倦乏力、腎虛陽痿、脾胃虛寒者更為適宜。

按注：此為皇家御膳「冬至」日的首選菜餚。

2.炒雙菇

配方：香菇（浸水泡軟）、鮮蘑菇等量，植物油、醬油、白糖、太白粉、味精、鹽、黃酒、薑末、鮮湯、麻油適量。

做法：香菇、蘑菇洗淨，切片。炒鍋燒熱入油，下雙菇煸炒後，放薑、醬油、糖、黃酒繼續煸炒，使之入味。加入鮮湯燒滾後，放味精、鹽，用太白粉勾芡，淋上麻油，裝盤即可食用。

功效：補益腸胃，化痰散寒。並可增強身體免疫功能，對高血脂患者更為適宜。

3.麻油拌菠菜

配方：菠菜1斤，食鹽、麻油等調料各適量。

做法：菠菜洗淨，開水焯熟，撈出盛入盤中，加入適量食鹽，淋上麻油即可。

功效：通脈開胸，下氣調中，止渴潤燥。

按注：建議大家也可多吃山藥（蒸、煮均可），它有健脾、補肺、固腎益精的作用。

4.銀耳羅漢果燙雞湯

配方：銀耳40克，雞1隻，羅漢果4個，南杏少許，紅蘿蔔200克，薑2片，鹽適量。

做法：將銀耳洗淨，用清水浸透。雞剖好，去內臟，焯水後用清水沖洗乾淨。紅蘿蔔去皮，切厚塊。加適量清水入湯煲，煲開後，放入雞、羅漢果、南杏、銀耳、紅蘿蔔及薑，再煲開後，改用慢火繼續煲約3小時左右，加入調味料調味即可飲用。

功效：增強體質，延年益壽。

5.玉米羹

配方：罐裝甜玉米粒1罐，番茄200克，冬菇25克，青豆50克，薑1片，雞湯6杯，麻油、胡椒粉、糖、玉米粉、水、鹽適量。

做法：冬菇用清水浸軟，去蒂切碎。青豆放入開水中煮5分鐘，撈出，瀝去水分。番茄用開水稍浸，去皮及核，切碎。燒鍋下油，爆香薑片，倒入雞湯、青豆、冬菇、番茄及玉米粒煮開，改用慢火繼續煮5分鐘，加入調味料拌勻、煮開即可盛起食用。

功效：增強體質，延年益壽。

6.玉米鬚燉蚌肉

配方：玉米鬚50克，蚌肉200克，料酒、鹽、蔥、薑、花椒各適量。

做法：將玉米鬚洗淨，蔥、薑拍破，蚌肉去雜洗淨。將玉米鬚、蚌肉、蔥、薑、花椒、料酒、鹽同放入鍋內，大火燒開後，改用小火燉至蚌肉熟爛，揀去玉米鬚、蔥、薑，調好味即成。

功效：降壓固精，增強體質。

7.天麻魚

配方：天麻50克，川芎、茯苓各10克，鮮鯉魚1條（1500克），清湯、調料各適量。

做法：將鮮鯉魚去鱗、鰓和內臟，洗淨。將川芎、茯苓切成大片，用第二次米泔水泡，再將天麻放入泡過川芎、茯苓等的米泔水中浸泡4至6小時，撈出天麻置米飯上蒸透，切成片待用。將天麻片放入魚頭和魚腹部內，置盤中，然後放入

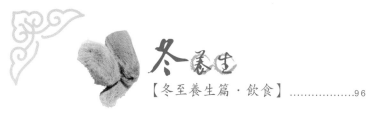

蔥、生薑，加入適當清水後，上籠蒸約30分鐘。將魚蒸好後，揀去蔥和生薑。另外將清湯、白糖、食鹽、味精、胡椒粉、香油等拌勻燒開，用太白粉勾芡，芡汁澆在天麻魚上即成。

功效：降壓去溼，祛風強腎。適於高血壓患者。

8.芹菜炒香菇

配方：芹菜400克，香菇50克浸水泡軟，精鹽6克，味精、太白粉各適量，植物油50克。

做法：芹菜摘去葉、根洗淨，剖開切成約2釐米的長節，用鹽拌勻醃約10分鐘後，再用清水漂洗瀝乾。香菇切片，與醋、味精、太白粉混合裝在碗裡，加入水約50毫升，兌成芡汁。鍋置旺火上燒熱後，倒入油50克，待油冒清煙時，即可下芹菜，煸炒2至3分鐘後，投入香菇片迅速炒勻，淋入芡汁速炒起鍋即成。

功效：降低血壓。

9.香桃鴨

配方：鴨1隻（約1500克），蝦仁150克，核桃仁100克，雞蛋清60克，調料適量。

做法：將活鴨宰殺後開膛，去掉五臟，洗淨後加入五香調料，蒸熟後去鴨油和骨頭，鴨肉撕成片狀。將核桃仁炸熟，蝦仁碾成泥。蛋清打泡成雪狀，鋪在盤底，放上鴨肉，鴨肉上塗一層蝦泥，蝦泥上放核桃仁，再抹上一層高麗粉。用以上主、配料搭配成型後，放入油鍋中浸炸，臨出鍋時再用旺火炸一下即成。

功效：滋補腎陰，可以預防性功能衰退。

10.山藥魚片

配方：魚肉片400至600克，山藥20至30克，青蘿蔔200克，蔥絲、薑絲、胡椒粉、太白粉、蛋、精鹽、味精各適量。

做法：山藥去皮洗淨，壓成細末。魚肉片放入碗中，加適量太白粉、精鹽，打入1至2個雞蛋，拌勻後醃約20分鐘，投入熱油中炸熟。鍋中留少許油，燒熱後加入蔥絲、薑絲，拌炒片刻，加適量水，燒開後加入山藥末、炸熟的魚片、青蘿蔔絲、精鹽，用小火燉約20分鐘，加胡椒粉和味精

調味即成。

功效：防治性功能衰退。

11. 地膚子蒸魚

配方：海魚500克，地膚子10克，桔子2個，海帶絲、精鹽、醬油、味精、太白粉各適量。

做法：將海魚洗淨後，斜劃數刀，用少許精鹽塗抹好。地膚子加適量水，以小火煎煮30分鐘，用紗布濾取藥液，再加水煎煮20分鐘，第二次濾取藥液。然後將兩次濾取的藥液一起倒入鍋內，加入海帶絲、精鹽、醬油、桔子皮絲，再用少許太白粉勾芡，煮至湯黏稠。將醃好的魚放入蒸碗中，加上蔥節、濃湯、薑絲，蒸熟即成。

功效：增強性功能，防治早衰。

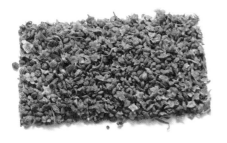

12. 黑豆紅棗羹

配方：黑豆150克，紅棗80克，桂圓肉50克，紅糖100克，蜂蜜30克，雞蛋清1個，蕃薯粉適量。

做法：黑豆洗淨、泡開，蒸30分鐘。紅棗、桂圓肉洗淨。黑豆、紅棗、桂圓肉、紅糖入鍋加水800克燒開，調入蜂蜜，蕃薯粉勾薄芡，蛋清緩緩加入即成。

功效：活絡補血。

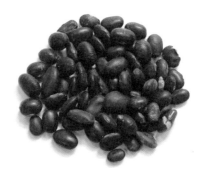

二、飲食禁忌

吃蘿蔔時，不能和人參、西洋參、首烏同服。羊肉嚴禁與番瓜（木瓜）同食。

三、「補冬」中的八珍與四味

八珍：當歸、地黃、枸杞、芍藥、白朮、茯苓、大棗、甘草。

四味：當歸、芍藥、川芎、地黃，或蓮子、芡實、山藥、茯苓。

單方：人參，當歸，田七，杜

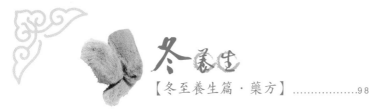

仲。

做法：將備好的中藥裝入紗布袋，根據自身情況取八味、四味、單味均可。放進大沙鍋內，倒入清水浸泡30分鐘，把清洗乾淨的家禽、豬腳、豬腰、鰻魚、甲魚等經過處理後，放入沙鍋與藥同煮，開鍋後文火慢燉至有效成分完全滲入湯中，肉中的軟骨鬆軟宜嚼，此時藥膳煲湯之味的醇香定會令你垂涎三尺。

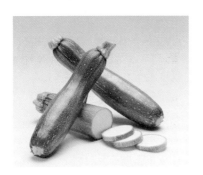

藥方

一、凍瘡藥方

把白蘿蔔切成薄片，放置爐火上加溫後趁熱擦抹患處，一日多次，可治療凍瘡。

二、高血壓藥方

1.決明飲

配方：草決明30克。

做法：煎水代茶。

按注：或草決明15克，卷柏15克，煎水代茶。草決明15克，菊花15克，煎水代茶。

2.山楂果

配方：山楂12個。

做法：山楂洗淨，放入鍋中蒸20分鐘，熟後晾涼，將山楂籽擠出，留山楂肉。

服法：分別在早、午、晚飯中食用，每次吃4個。

3.鮮黃瓜

配方：頂花帶刺的嫩黃瓜3根。

做法：黃瓜用少許鹽水洗，再用清水沖洗。

服法：在早、午、晚飯後一至二小時內各吃一根。

按注：天天吃山楂、黃瓜，血壓一定會降下來。

4.地龍枯草飲

配方：地龍10克，夏枯草13克。

做法：加水煎服。

5.酸棗根飲

配方：酸棗根32克。

做法：加水煎服。

6. 冰糖木耳

配方：黑木耳、冰糖適量。

做法：用清水將黑木耳浸泡一夜後，上屜蒸1至2小時，再加入適量冰糖。

服法：每天服一碗。

功效：治高血壓、血管硬化。

7. 荸薺蜇頭湯

配方：取荸薺、海蜇頭（洗去鹽分）各30至60克。

做法：上述材料合煮湯。

服法：每日分二至三次服用。

功效：可治療高血壓。

8. 鮮芹菜

配方：芹菜適量。

功效：因高血壓而引起頭痛、頭脹的病人，若常吃鮮芹菜可以緩解症狀，改善頭痛。

9. 葫蘆汁

配方：鮮葫蘆瓜適量。

做法：將鮮葫蘆搗爛取汁，再以蜂蜜調服。

服法：每日飲用兩次，每次半杯至一杯量。

功效：有降血壓的作用。

10. 綠豆湯

配方：綠豆適量。

做法：綠豆洗淨，熬煮成湯。

功效：綠豆對高血壓患者有很好的食療作用，不僅有助於降血壓、減輕症狀，而且常吃綠豆還有防止血脂升高的功效。

11. 蠶豆花

配方：鮮蠶豆花60克或乾燥蠶豆花15克。

做法：加水煎服。

功效：治高血壓、鼻出血。

12. 翠衣決明飲

配方：西瓜翠衣（西瓜取其翠綠外皮）、草決明各9克。

做法：以水煎服。

功效：治高血壓。

13. 蓮芯茶

配方：蓮子芯1至2克。

做法：取蓮子芯以開水沖泡，當作茶水飲用。

功效：蓮子芯有降血壓、強心作用，適用於有高血壓、心悸、失眠

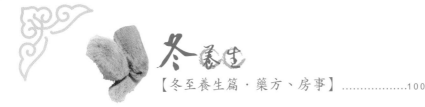

等症狀的患者。

14. 豨薟槐花飲

配方：豨薟草、槐花各32克。

做法：以水煎服，一日一劑。

功效：治高血壓四肢麻木。

15. 舒筋活絡方

配方：木瓜、懷牛膝各6克，蟬蛻
1.5克，黃酒適量。

做法：前三種材料以黃酒煎服，
服後發汗。

功效：治高血壓左癱右瘓。

16. 烏頭散

配方：烏頭（草烏）64克，綠豆
（去皮）128克。

做法：同鍋煮熟，去除綠豆，將
烏頭切片晒乾、研末。

服法：每次服6克，以黃酒送下。
每日兩次，分五天服完。

功效：治高血壓中風不語。

17. 薑汁白礬

配方：白礬9克，薑汁一盅。

做法：上述調勻灌服。

功效：治療中風、痰液攻喉、不
知人事。

18. 中藥膠囊

配方：生黃耆100克、桂枝40克、
桃仁50克、紅花50克、水蛭50
克、地龍50克、川斷50克、牛膝
50克、歸尾50克、川芎50克、蜈
蚣50克、烏蛇40克、全蟲40克。

功效：治療中風後遺症。

19. 特效藥方

配方：丹參32克，黃酒128克。

做法：混合煎服，輕者數日即
癒，此方特效。

功效：治半身不遂、高血壓。

20. 預防血栓方

做法：睡前一杯水可防腦血栓。

按注：深夜讓老年人喝200毫升市
售礦泉水，則早晨血黏度不僅不
上升，反而有所下降。

房事

在此節氣中主要談談中年人的房
事養生知識。中年人的房事養生比青
年人和老年人更重要，因為中年夫妻
共同生活了多年，已經有了豐富的性
經驗，但缺乏新婚時的激情和熱情，
錯誤地認為性生活不過是「例行公
事」。並且人到中年時，正是開始注

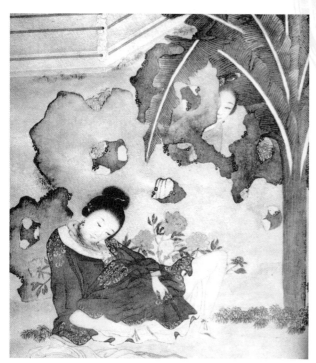

慢，需要更多直接的肉體刺激，陰莖才能勃起。這時，妻子應該給予丈夫更多的溫柔，在陰莖尚未勃起時應開始親吻、撫摸等性前戲。40歲以上的男子已不能像年輕時那樣快速射精，能用更長的時間從容不迫地去體驗性生活的樂趣，喚醒妻子的性興奮，進入性高潮。做愛以後則需更長的時間休息，體力才能恢復。在陰莖不能勃起的時期，千萬不要勉強，否則有損性功能。

意養生保健的時期，所以正確的房事生活對中年以後的健康很有幫助。

步入中年後，雖然精力仍然充沛，但是腎中精氣已日漸衰弱。《黃帝內經》說：「女子……五七陽明脈衰，面始焦，髮始墜……丈夫……五八腎氣衰，髮墜齒槁。」中年人腎氣開始衰弱，容易發生各種性功能障礙，所以中年人更應該節制性生活，固護腎精，以提高每次性生活質量。

四十歲以上的男性陰莖勃起緩

俗話說：「人到中年萬事憂」，故中年人平時應該注意勞逸結合，避免過度疲勞，處理好家庭事務和人際關係，善於從「萬事憂」中解脫出來，使自己保持心情舒暢、精神飽滿，維持陰陽平衡、氣血流暢。在情緒波動、情志異常、體力疲勞時避免房事，要增強腎氣。平時可根據自己身體的情況，服一些生精補腎的藥膳，並進行補腎固精的氣功鍛鍊。

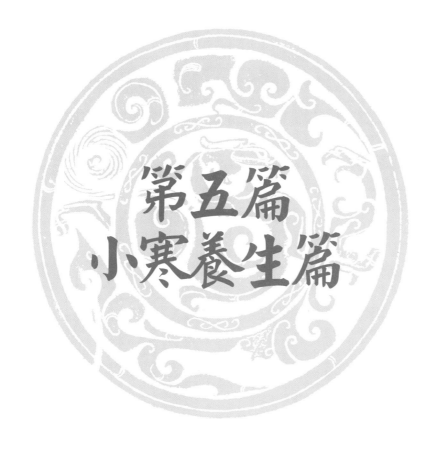

第五篇
小寒養生篇

【節氣諺語】

小寒節日霧，來年五穀富。

小寒暖，春多寒；小寒寒，六畜安。

風俗

　　小寒時斗指戊，太陽黃經為285度，時值西曆的1月5日前後。小寒以後，開始進入寒冷季節。冷氣積久而寒，此時天氣寒冷但還沒有到達極點，所以稱為小寒。

　　隆冬「三九」基本上處在本節氣內，在很多地區的氣象記錄中，是一年中最冷的天氣，有小寒勝大寒之說。因溫度低下，往往小麥、果樹、窖藏瓜菜及畜禽遭受凍害。「小寒、大寒凍作一團」、「街上走走，金錢丟手」以上兩句都是形容這一季節寒冷的古代民間諺語。在農業社會裡，此時農事已了，收成已畢，家家戶戶都開始置辦年貨，準備過新年了。

　　為什麼叫小寒而不叫大寒呢？這是節氣起源於黃河流域的緣故，《月令七十二候集解》說：「月初寒尚小……月半則大矣。」也就是說在黃河流域，當時大寒是比小寒冷的。又由於小寒交節時還處於二九的最後幾天裡，小寒過幾天後，才進入三九，並且冬天的小寒正好與夏天的小暑相對應，所以稱為小寒；大寒儘管沒有小寒冷，交節時處於「四九夜眠如露宿」的四九也是很冷的，並且冬天的大寒

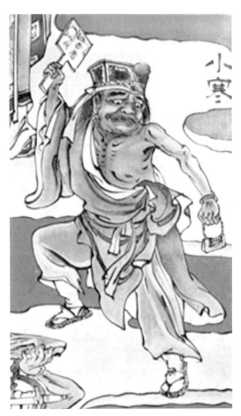

正好與夏天的大暑相對應，所以稱為大寒。

　　小寒三候為：「一候雁北鄉；二候鵲始巢；三候雉始鴝。」古人認為候鳥中雁是順陰陽而遷移，此時陽氣已動，所以大雁開始向北遷移，當然，此時大雁還不會遷移至最北方，只是已離開了南方最熱之地。這一時節北方到處可見到喜鵲，並且因感覺到陽氣而開始築巢。喜鵲是我國人民

喜愛的吉祥鳥，常群聚在人們居家附近的喬木上築巢，據說喜鵲在誰家的樹上鳴叫，誰家便會有喜事臨門。第三候「雉鴝」的「鴝」為鳴叫的意思，也就是說雉在接近四九時會感覺陽氣的生長而鳴叫。

在江南一帶有「二十四番花信風」的習俗。「花信」是指開花的消息，也就是花期，所謂「風應花期，其來有息」，所以稱為「花信風」，意即捎來開花消息時吹的風。花信風在宋朝程大昌的《演繁露》中已有記載。

花信風從小寒開始，經大寒、立春、雨水、驚蟄、春分、清明、穀雨八個節氣，五日為一番風候，梅花最先，楝花最後，共分成二十四番花信風，分別為：「小寒三候梅山仙（一候梅花、二候山茶、三候水仙）；大寒三候瑞蘭礬（一候瑞香、二候蘭花、三候山礬）；立春三候春桃望（一候迎春、二候櫻桃、三候望春）；雨水三候菜杏李（一候菜花、二候杏花、三候李花）；驚蟄三候桃棣薇（一候桃花、二候棣棠、三候薔薇）；春分三候海梨蘭（一候海棠、二候梨花、三候木蘭）；清明三候桐麥柳（一候桐花、二候麥花、三候柳花）；穀雨三候丹蘼楝（一候牡丹

花、二候荼蘼花、三候楝花）。」這二十四番花信風只是代表性的花，因為開的時間並不止這八個節氣，也不僅只有這些花，但知道了這二十四番花信風，才能夠明白唐詩中「開到荼蘼花事了」的意境。

小寒節氣中的「臘祭」在古代是很重要的祭祀活動，「臘」有「合」的意思，臘祭便是合祭百神。這一習俗在周朝分為「臘」與「大臘」兩個祭祀，臘祭先祖，大臘祭百神。民間一般定為立冬後第二個戌日為「正臘」，即冬至後的13至35天之間，最晚也不會超過除夕。由於大多數情況下處於小寒節氣中，所以農曆的十二月，也稱作臘月。

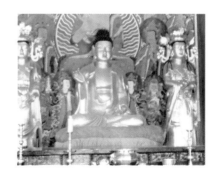

農曆十二月初八為臘八節，這天早上家家吃臘八粥，此一食俗起源於佛教。據說，佛教創始人釋迦牟尼得

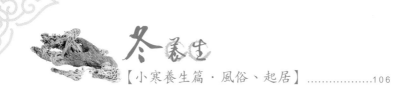

道成佛前,曾遊歷印度名川大山,為探究人生的究竟,尋奇人、訪長者、刻苦修行。這一天,他來到摩揭陀國,因又饑又餓,加上酷熱難熬,便昏倒在地。這時一位好心的牧女用自己的午飯救了他,這午飯是用黏米糯米混合在一起煮成的粥,裡面還加了一些野果。也就是在這一天,他得道成佛。這一天是十二月初八日,十二月為臘月,俗稱臘八。後來每到這一天,僧眾誦經演法,取香穀及果實等煮粥供佛,用此來紀念,而舊時稱此供佛的粥為臘八粥,久而成俗,漸漸流入民間。

據《東京夢華錄》記載:「是日諸大寺作浴佛會,並送七寶五味粥與門徒,謂之臘八粥。都人是日各家亦以果子雜料煮粥而食也。」裡面所記載的「七寶五味」具體是什麼已無從考證,民間一般認為是八種不同的穀物和果子共煮而成的粥。《燕京歲時記·臘八粥》中記載較為詳細:「臘八粥者,用黃米、白米、紅米、小米、菱角米、栗子、紅豆仁、去皮棗泥等,合水煮熟,外用染紅桃仁、杏仁、瓜子、花生、榛穰、松子及白糖、紅糖、瑣瑣葡萄,以作點染。」這是見於典籍內有關臘八粥的記載。從中我們可以看出粥中沒有蓮子與桂圓,因為這是屬於偏北地方的臘八粥,而由於北方天氣寒冷,認為食蓮子與桂圓會損傷脾胃。南方所做的臘八粥就含有蓮子與桂圓了,例如在台灣地區的臘八粥為蓬萊米、去芯蓮子、桂圓肉、花生仁、大小紅豆、葡萄乾、薏仁、紅棗、桂花醬及砂糖等熬成。

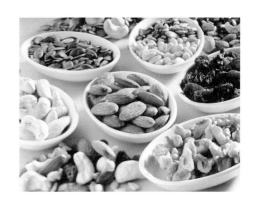

北方一帶居民可能還會在臘八這天,將蒜浸入醋中,製成臘八醋及臘八蒜,不但味道極其鮮美,而且經夏不壞。

另外,有些地區除了農曆十二月初八之外,在十八及二十八日也一樣過臘八節。

【編按:古人從冬至後開始數九,九天為一週期,其中第10天至第18天稱作「二九」,第19天至第27天

稱作「三九」，第28天至第36天稱作「四九」，以此類推。】

起居

小寒節氣正處於「三九」天，是一年中天氣最冷的時候。俗話說「冬煉三九」，此時正是人們加強身體鍛鍊、提高身體素質的大好時節，但此時的身體鍛鍊也須講究方式和方法。

冬日鍛鍊前，一定要做好充分的暖身活動，因為這時氣溫低，體表的血管遇冷收縮，血流緩慢，肌肉的黏滯性增高，韌帶的彈性和關節的靈活度降低，極易發生運動損傷。暖身預備活動可採用慢跑、擦面及拍打全身肌肉等方法。

冬季運動換氣宜採取鼻吸口呼的方法，因為鼻腔黏膜有血管和分泌液，能對吸進來的空氣起加溫作用，並抵擋住空氣裡的灰塵和細菌，對呼吸道有保護作用。隨著運動量的增大，只靠鼻吸氣感到憋悶時，可用口幫助吸氣，口宜半張，舌頭卷起抵住上顎，讓空氣從牙縫中出入。對於堅持冬跑的人，要特別預防滑倒跌跤，遇飄雨天氣，可在室內、陽台或屋簷

下原地踏步跑，既能收到鍛鍊效果，又能避免意外。在大風、大霧、大寒等冷高氣壓影響下的早晨，因為低層空氣受污染較嚴重，因此不適宜進行露天鍛鍊。

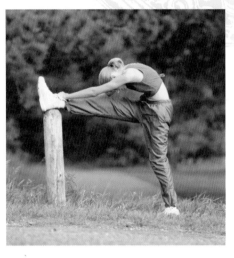

冬季宜早睡晚起，「必待陽光」，所以鍛鍊時間最好在日出後。冬泳宜選擇在午飯後1小時進行，此時氣溫略高、溼度低，冬泳中的體溫散失會慢一些，而能堅持較長的鍛鍊時間。冬日運動鍛鍊時的衣著，既要保暖防凍，又要考慮到舒服，有利於鍛鍊活動。晨起室外氣溫低，宜多穿衣，待做些暖身預備活動，身體溫和後，再脫掉厚重的衣褲進行鍛鍊。鍛鍊後要及時加穿衣服，注意保溫，尤其在冬泳後，宜用柔軟、乾燥的浴巾迅速擦乾全身，擦紅皮膚，穿衣保

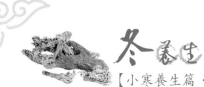

暖，避免寒邪入侵。

在此節氣中，還要注意寒冷對身體的傷害，尤其是緯度較高的地方。人體組織受到低溫影響之下，局部組織出現血液循環障礙，神經肌肉活動緩慢且不靈活，全身反應表現出血壓升高、心跳加快、尿量增加、發冷。如果原先患有心腦血管疾病、胃腸道疾病、關節炎等病變，可能誘發心肌梗塞、腦出血、胃出血、關節腫痛等症候。人們應採取的預防措施是保暖（尤以腳部和頭部的保暖為重），並避免長時間暴露在低溫濕冷的環境之中，適時攝取熱量、做暖水浴。

在嚴冬時節，人們往往喜歡長時間地戴口罩以預防感冒，其實這種習慣對一般健康者而言並不好，因為人體鼻腔中有許多黏膜組織，黏膜中的血管呈海綿狀，血液循環十分旺盛，冷空氣經鼻腔吸入肺部時，通常已接近體溫。人的耐寒能力可通過鍛鍊來增強，如果經常戴口罩防冷，反而會使人體變得嬌氣，抵抗力缺乏鍛鍊，稍一遇寒就容易感冒。

寒冷時節，衣服不宜穿得太厚。有的人穿得鼓鼓囊囊，以為穿得越多越暖和，其實這種觀點是片面的，因為衣服的保暖程度與衣服內空氣層的厚度有關係。當一件一件衣服穿上後，空氣層厚度隨之增加，保暖性也就隨之增大。但當空氣層總厚度超過15毫米時，衣服內空氣對流明顯加大，保暖性反而下降。

在嚴冬手腳凍傷時，進屋後不要立即將凍僵的手腳放到取暖器旁邊烤，或插入熱水裡燙，這樣對手腳皮膚保健非常不利，日後很容易生凍瘡。應在距取暖器不遠的地方，將裸露的手腳互相搓擦，使手腳的溫度自然回升，待皮膚表面變紅時，再移到取暖器旁或放入熱水中取暖。

嚴冬時節養成搓手的習慣對身體很有好處。搓手的做法很容易，那就是雙手抱拳，雙手從虎口接合、捏緊，再移動雙手轉動，使雙手在轉動過程中手的各部分互相摩擦。搓手的時間可長可短，只要兩隻手閒下來的時候就可以這樣做。搓手的時間稍

長，兩隻手都會感到暖烘烘的。經常將雙手在一起摩擦搓手，主要有以下三個方面的好處：一是常在戶外工作的人，這麼做可以預防凍瘡的發生；二是常搓雙手，能使手指更加靈活自如，同時對大腦也有一定的保健作用；三是生活和工作於室內的人，經常這樣搓手，能促進血液循環和新陳代謝，預防感冒。

運動

一、小寒十二月節坐功

《遵生八箋》中原文如下：「運主太陽終氣。時配足太陰脾溼土。坐功：每日子、丑時，正坐，一手按足，一手上托，挽首互換極力三五度，吐納，叩齒，嗽咽。治病：榮衛氣蘊，食即嘔，胃脘痛，腹脹，噫，瘕欽發中滿，食減，善噫，善嚏，身體皆重，食不下，煩心，心下急痛，溏瘕泄，水閉，黃疸，五泄，注下五色，大小便不通，面黃，口乾，怠惰，嗜臥，搶心，心下痞，苦善饑，善味不嗜食。」

小寒時節，自然生物處於冬眠狀態，養精蓄銳，以適應來年春天的生機。本法以「小寒」命名，正是根據這一時令特點而制定的鍛鍊方法，適宜於小寒時節鍛鍊，可於小寒時開始，練至大寒為止。

小寒時節人體疾病多表現在太陰脾經的病變。《靈樞經》說：「脾足太陰之脈，起於大趾之端，循趾內側白肉際，過骨後，上內踝前廉，上踹內，循脛骨後，交出厥陰之前，上膝股內前廉，入腹，屬脾，絡胃，上膈，挾咽，連舌本，散舌下。其支者複從胃別上膈，注心中。是動則病舌本強，食則嘔，胃脘痛，腹脹，善噫，得後與氣快然如衰，身體皆重，是主脾所生病者，舌本痛，體不能動搖，食不下，煩心，心下急痛，溏瘕泄，水閉，黃疸，不能臥，強立，股膝內腫厥，足大趾不用。」文中所述各種脾經病症即本法所列舉的主治病症。採用本功法鍛鍊，有較好的防治作用。

適應病症：榮衛氣蘊、嘔吐、胃痛、腹脹、噫噯、瘕欽發中滿、食減、常打嗝、常打噴嚏、身體皆重、食慾不振、煩心、心下急痛、溏泄、水閉、黃疸、五泄、注下五色、大小便不通、面黃、口乾、怠惰、嗜臥、心下痞、苦善饑、善味不嗜食諸症。

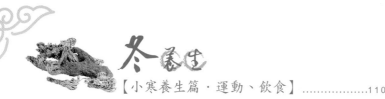

具體方法：每夜十一點至三點時，正坐，一隻手抱住腳，另一隻手抱腿朝頭上方用力抬，直到抬不上去為止，左右方向各做三至五次，然後牙齒叩動三十六次，調息吐納，津液咽入丹田九次。

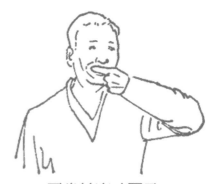

牙齒按摩功圖示

二、耳內意守功

適應病症：慢性中耳炎。

具體方法：自然站立，雙腳分開與肩同寬，雙臂自然下垂，掌心朝內側，中指指尖緊貼風市穴，拔頂，舌抵上顎，提肛，淨除心中雜念。全身放鬆，自然呼吸，兩眼輕輕閉起來，意念想患有炎症的耳內有一隻紅蠟燭正在燃燒，意守20分鐘後，將兩掌相互摩擦至熱，用兩掌搓耳朵三十六下，然後沿外耳輪用食指按摩，再將耳孔堵住、拔開為一次，共做六次。

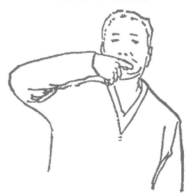

三、牙齒按摩功

適應病症：牙周炎、健齒。

具體方法：兩手用肥皂及清水洗淨，用左手食指伸入口腔內按摩左側上下牙齦，各按摩三十六次，然後再用右手食指伸入口腔內，按摩左側上下牙齦三十六次，每天早晚各按摩一次。開始按摩時，可用食指指腹沾取

少量精鹽，在牙齦上輕輕按摩，按摩後用清水漱口。按摩幾次後至牙齦不出血，即可不用精鹽。經常按摩可使牙齦豐滿、牙齒堅固。

四、抱膝導引功

適應病症：迎風流淚、耳聾、下肢麻木。

具體方法：坐在硬板床上，兩腿呈八字式分開，兩膝微外撇，兩手放在兩膝上，兩眼輕閉，自然呼吸三十六次。左膝回曲，兩手抱住左膝蓋，

右腿伸直、右腳外展，右足外側貼著床面，用鼻子做深長勻細之吸氣，吸到最大限度再慢慢吐出，作七次深呼吸。再用兩手抱住右膝，左腿伸直，左腳外展，左足外側貼住床面，用鼻子做深長勻細之吸氣，再慢慢吐出，作七次。然後兩腿恢復原來坐式，自然呼吸3至5分鐘收功。

五、盤腿握腳功

適應病症：痔瘡、膝冷痛。

具體方法：端坐於床上，兩膝彎曲外展，兩腳足心相對，兩手握住兩腳，向臀部靠攏，兩手搬兩膝向上，兩腳掌不得離開，然後放鬆使兩膝自然下落，回復原位，如此向上搬動兩膝二十四次。兩手抓住兩腳，上身做順時針方向旋轉二十四圈，再做逆時針方向旋轉二十四圈。

飲食

如今，各種藥膳火鍋成了眾人消寒壯熱的美味佳餚。正因如此，很多人忽略了合理進補的問題，特別是青年人，自恃體強而暴飲暴食，饑飽寒熱無度，最終引來無窮後患。

唐代名醫孫思邈指出：「安生之本，必資於食，……不知食宜者，不足以生存也，……故食能排邪而安臟腑。」說明飲食對人體的作用。一般說來，青年人身體代謝旺盛，所需蛋白質和熱量較老年人多，而熱量主要來源於碳水化合物、脂肪。碳水化合物主要來源於糧食之中，故青年人應保證足夠的飯量，注意粗細食糧的比例搭配，並攝入適量的脂肪，在選用藥膳進補時應考慮這一因素。但年輕人有年輕人的特點，往往有些人因過食肥甘厚味、辛辣之品而招來不速之客——青春痘，學名痤瘡，它給年輕人帶來無盡的煩惱。

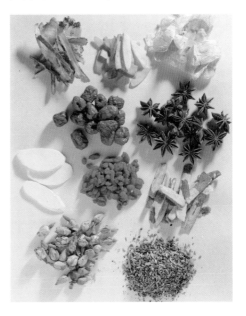

一、食療方

1.山藥羊肉湯

配方：羊肉500克，淮山藥150克，薑、蔥、胡椒、紹酒、食鹽各適量。

做法：羊肉洗淨切塊，入沸水鍋內，焯去血水。薑、蔥洗淨，用刀拍破備用。淮山片清水浸透，與羊肉一起置於鍋中，放入適量清水，將其他配料一同投入鍋中，先用大火煮沸後，改用文火燉至熟爛，即可食之。

功效：補脾胃，益肺腎。

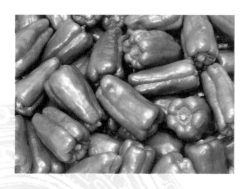

2.素炒三絲

配方：乾冬菇1.5兩，青椒2個，胡蘿蔔1根，植物油、白糖、黃酒、味精、鹽、太白粉、鮮湯、麻油等調料各適量。

做法：冬菇浸水泡軟、洗淨，擠乾水分，切成細條。胡蘿蔔、青椒洗淨，切絲。鍋內放油燒熱，將三絲入鍋煸炒後，放黃酒、糖，再煸炒，然後加鮮湯、鹽，待湯燒開後加味精，用太白粉勾芡，淋上麻油，盛入盤內即可。

功效：健脾化滯，潤燥。

3.絲瓜番茄粥

配方：絲瓜500克，番茄3個，粳米100克，蔥末、薑末、鹽、味精各適量。

做法：絲瓜洗淨、去皮，切小片。番茄洗淨，切小塊備用。粳米洗淨放入鍋內，倒入適量清水置火上煮沸，改文火煮至八成熟，放入絲瓜、蔥薑末、鹽，煮至粥熟，放番茄、味精稍燉即成。

功效：清熱，化痰止咳，生津除煩。患有痤瘡的人可長期食用。

4.豆腐鯽魚

配方：鯽魚700克，豆腐1大塊，熟雞片25克，火腿片25克，酒適量，雞湯1/2杯，鹽1/2匙，醬油1匙，糖1匙，胡椒粉少許。

做法：將鯽魚去鱗、腮及腸臟，洗乾淨，瀝乾水分。將豆腐沖淨，切小塊，放入冰箱冷凍成凍豆腐。燒鍋下油，將鯽魚煎至兩面金黃色，調入雞湯，放入凍豆腐及調味料，

用中火煮至汁稍乾時，加入熟雞片、火腿片略燒一下，再用少許太白粉水勾芡，即可上盤。

功效：美容，預防粉刺。

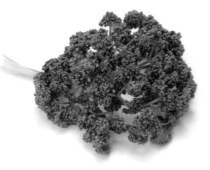

5. 椰菜肉鬆

配方：花椰菜250克，瘦豬肉150克，蒜茸1匙，醬油、糖、太白粉、鹽、味精各少許。

做法：將花椰菜洗乾淨，滴乾水分後，切條。將豬肉洗乾淨，瀝乾水分，切片後剁茸，加入醃料將豬肉醃透。燒鍋下油，加入花椰菜炒勻，加少許水，將椰菜煮至八成熟，盛起。用油鍋爆香蒜茸，下瘦肉茸燒熟，將花椰菜回鍋，下調味料稍炒，即可上盤。

功效：美容，預防粉刺。

6. 西蘭花炒牛肉

配方：西蘭花350克，牛肉150克，紅蘿蔔數片，酒1/2匙，蒜茸1匙，薑花少許，醬油、太白粉、糖、鹽、油、水各少許。

做法：將牛肉洗乾淨，抹乾水分，切薄片，加入醃料醃約10分鐘。西蘭花用鹽水洗乾淨，將花切小，莖部撕去表面硬皮，切薄片，用鹽水焯熱後，盛出，瀝乾水分，待用。燒鍋下油，爆香蒜茸、薑花及紅蘿蔔，將牛肉回鍋，加料酒後再加入西蘭花及調味料，將各料炒勻後即可上盤進食。

功效：美容，預防粉刺。

7. 冬荷雞柳

配方：冬菇4朵，荷蘭豆90克，雞胸肉250克，酒少許，蒜茸1匙，薑2片，鹽、糖、太白粉、油、醬油、清水適量。

做法：將荷蘭豆撕去筋絡，洗淨，滴乾水分。冬菇用清水浸軟後，去蒂切絲。將雞胸肉洗乾淨，瀝乾水分，將雞肉去骨，切段，用醃料將雞肉醃約30分鐘。燒鍋下油，將雞肉稍爆，倒出，瀝乾油分。用油鍋爆香蒜茸、薑片，下荷蘭豆、冬菇爆炒，加入料酒，將雞肉回鍋，加入芡汁，拌勻上盤即可食用。

功效：美容，預防粉刺。

8. 奶油番茄

配方：番茄400克，鮮奶1杯，油1

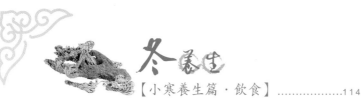

匙，鹽、玉米粉各少許。

做法： 將番茄洗乾淨，用開水稍微浸泡一下，取出，去皮及籽，切塊。將鮮奶、鹽、玉米粉調成稠汁。將1/4杯水至鍋中燒開，放入番茄煮滾，即加入鮮奶稠汁勾芡，用勺推動，待芡汁略濃，淋下少許熟油，取出即可食用。

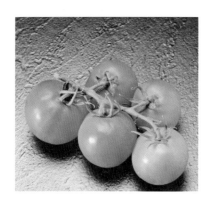

9.杞鞭壯陽湯

配方： 牛鞭500克，枸杞子7.5克，肉蓯蓉25克，肥母雞250克，花椒、黃酒、味精、鹽、豬油各適量。

做法： 將牛鞭浸水漲發後，順尿道剖成兩半，刮膜膜。枸杞洗淨。洗淨肉蓯蓉，用適量酒泡軟，放鍋內蒸2小時取出切片。牛鞭放砂鍋內，加水適量，燒開後加薑、花椒、雞肉、黃酒，再燒開後，小火燉至牛鞭六成熟（注意翻動，不要黏鍋），用紗布濾去薑和花椒。將枸杞子、肉蓯蓉裝紗布袋放鍋內，小火燉至牛鞭八成熟時，取出切成寸段，再燉爛為止。加味精、鹽、豬油調勻可食。

功效： 滋補肝腎，益精潤燥。

10.黨參蓮花雞湯

配方： 黨參15克，峨參1.5克，雪蓮花3克，薏米100克，母雞1000克，生薑、蔥白各適量。

做法： 洗淨黨參、雪蓮花、峨參。將峨參切片，黨參、雪蓮花切段，裝紗布袋內，洗淨薏米另裝袋。雞去毛和內臟，放鍋內，加適量水，再放藥袋、生薑、蔥白。大火燒開後，改小火燉熟。撈出雞切塊，將煮熟的薏米撒在碗中，加入藥湯，用鹽調味即可食。

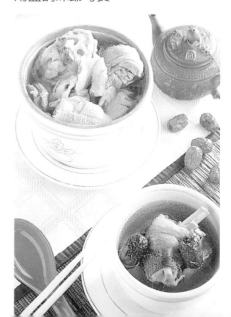

功效：補腎壯陽，健脾利溼。適用於脾腎虛寒的腰膝無力、陽痿、女子月經不調等症。

11.鵝肉補陰湯

配方：鵝肉250克，豬瘦肉250克，淮山藥30克，北沙參15克，玉竹15克，精鹽、味精、料酒、胡椒粉、蔥段、薑片、雞清湯、雞油各適量。

做法：洗淨鵝肉、豬肉放入沸水鍋中煮透，撈出切絲。將淮山藥、北沙參、玉竹分別去雜洗淨，裝入紗布袋中紮口。鍋中注入雞湯，放入鵝肉絲、豬肉絲、藥袋、鹽、料酒、胡椒粉、蔥、薑，共煮至肉熟爛。揀去蔥、薑，淋上雞油，以味精調味即成。

功效：具有益氣補虛、養陰潤肺、生津止渴之功效。適用於肺陰虛損、胃陰不足而口乾思飲、乏力、氣短咳嗽之人，糖尿病人食之也有良好治療效果。此湯對皮膚病、虛寒咳嗽及素有溼痰之人應忌食。

12.羊肉羹

配方：羊肉250克，蘿蔔1個，草果3克，陳皮3克，良薑3克，蓽茇3克，胡椒3克，蔥白3根，薑少許。

做法：羊肉剔去筋膜，洗淨後入沸水鍋內焯去血水，撈起後再用涼水漂洗乾淨，切成約1釐米左右的肉塊。蘿蔔洗淨泥沙，切成0.3釐米的薄片，草果、陳皮、良薑、蓽茇用潔淨的紗布袋裝好、紮口，胡椒拍破，蔥白切成節，薑洗淨拍破。將羊肉丁和以上藥物同置砂鍋中，注入清水，放入薑、蔥，先用火燒沸後，撇去浮沫，移小火上煨2至3小時，至肉熟爛，撈去藥包，除去薑、蔥，略調味即成。

功效：溫中補虛，散寒止痛。對平素脾胃虛寒，患有脘腹冷痛、嘔吐、腹瀉等症的患者食用甚宜。

13.當歸山雞湯

配方：山雞肉250克，當歸15克，熟地15克，女貞子12克，料酒、精鹽、味精、薑片、胡椒粉、雞清湯各適量。

做法：將山雞肉洗淨，放入沸水中焯一下，撈出洗淨血水，斬塊。當歸、熟地、女貞子分別去雜洗淨，裝

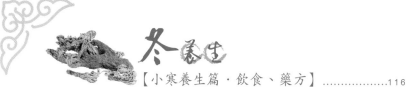

入紗布袋紮口。鍋中注入雞湯,加入山雞肉、藥袋、料酒、鹽、味精、薑片、胡椒粉,武火燒沸,文火燉到肉熟,揀去藥袋、薑片,盛入湯碗中即成。

功效:滋補血氣,強筋健骨,調經活血。適用於婦女腎陰虛引起的崩漏帶下之症。對於跌打損傷等外科疾患,食此湯菜有輔助治療的作用。

14.益壽鴿蛋湯

配方:枸杞、桂圓肉、黃精各10克,鴿蛋4個,冰糖適量。

做法:將枸杞、桂圓肉、黃精洗淨切碎,待用。鍋中注入適量清水,加入以上藥物同煮至滾沸後約15分鐘,把鴿蛋打破後逐個下鍋內,同時將冰糖入鍋同煮至熟,盛入碗中即成。

功效:具有補肝腎、益氣血、潤肺、滋陰之功效,對肺燥咳嫩、氣血虛弱、智力衰退等症有較好療效。可作為腎虛腰痛、年老體衰者之膳

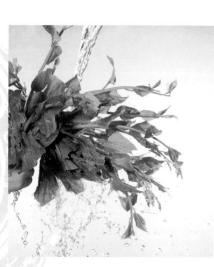

食。外感實邪、內有痰火、溼滯者忌用。

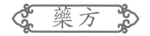

一、高血壓偏方

1.醋花生

配方:花生米、醋適量。

做法:將花生米浸於醋中,七天後可食用,每日早晚各吃10粒。

功效:治高血壓。

2.綠豆海帶粥

配方:綠豆100克,海帶100克,粳米200克。

做法:將海帶洗淨切碎,與綠豆、粳米共煮粥服食。

功效:治高血壓。

3.麻油拌菠菜

配方:鮮菠菜、麻油適量。

做法:將菠菜置沸水中燙約3分鐘,用麻油拌食,一日兩次。

功效：治高血壓。

4. 翠衣決明茶

　　配方：西瓜皮9克，草決明9克。

　　做法：上兩味水煎代茶飲。

　　功效：治高血壓。

5. 蒸木耳

　　配方：黑木耳5克，冰糖適量。

　　做法：將木耳用清水浸泡一夜，洗淨。在飯鍋上蒸1至2小時，加冰糖，臨睡前服。

　　功效：治高血壓。

　　按注：一方黑白木耳一起用。

6. 白菜豆腐湯

　　配方：小白菜100克，嫩豆腐250克。

　　做法：將小白菜與嫩豆腐燉湯，細鹽、味精、小麻油適量調味，經常食之。

　　功效：治高血壓、高血脂。

7. 蘋果汁

　　配方：成熟蘋果適量。

　　做法：將蘋果洗乾淨去外皮，絞汁，每次100克，每天三次。

　　功效：治高血壓。

8. 降壓胡蘿蔔汁

　　配方：胡蘿蔔汁適量。

　　做法：將胡蘿蔔汁生飲，每次90克左右，每日二至三次。

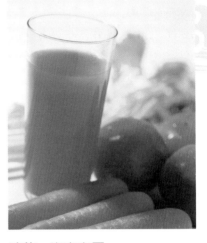

功效：治高血壓。

9. 瓜仁湯

　　配方：西瓜子仁15克。

　　做法：西瓜子仁煎湯內服。

　　功效：治高血壓。

10. 茭白糯

　　配方：茭白100克，香菇15克，豬肉末50克，粳米100克，調味料少許。

　　做法：茭白去皮，切細絲。香菇浸水泡軟，切條。茭白、香菇與粳米一起煮粥，半熟時加入肉末，粥熟後加入味精、鹽少許，

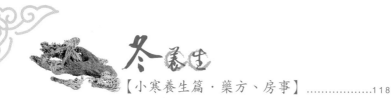

即可服食。

功效：治高血壓。

11. 薺菜地栗湯

配方：薺菜100克，地栗（荸薺）100克，香菇50克浸水泡軟，花生油、太白粉、香油、精鹽、味精等各適量。

做法：以家常烹調成菜餚食用。

功效：治高血壓。

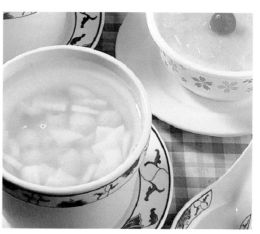

12. 石耳豆腐湯

配方：石耳50克泡水漲發，豆腐750克，筍片20片，蘑菇20克，火腿肉片10克。

做法：烹調成菜餚食用。

功效：治高血壓、冠心病、高血脂、動脈硬化、癌症等。

13. 菊花雞絲

配方：菊花瓣60克，雞肉750克，雞蛋3個，玉米粉、太白粉等調料各適量。

做法：菊花用冷水洗淨。雞肉洗淨，去皮、筋，切薄片，用蛋清、鹽、料酒、胡椒粉、玉米粉調勻拌好。麻油與白糖、鹽、胡椒粉、味精兌成汁。鍋內倒入植物油1000克，燒至五成熱，倒入

雞肉滑散滑透，撈出，瀝去油。鍋內留油30克，投入蔥、薑稍煸炒，倒入雞片，烹入料酒熗鍋，把兌好的麻油傾入鍋內翻炒幾下，淋入和水太白粉勾芡，隨即投入菊花快速翻炒均勻出鍋。

服法：每日午餐服食，十日為一個療程。

功效：治高血壓。

14. 薺菜豆腐羹

配方：鮮嫩豆腐200克，薺菜100克，胡蘿蔔25克，香菇25克浸水泡軟，熟竹筍25克，麵筋50克，精鹽、味精、薑末、太白粉、鮮湯、麻油、花生油各適量。

做法：烹調成羹後食用。

功效：治高血壓。

15. 山楂梨絲

配方：梨500克，山楂200克，白糖適量。

做法：將山楂洗淨去核。把梨皮削去，去核，切成長長的細絲放在盤子中心。鍋中放糖，加少量水熬至糖起黏絲時，放入山楂炒至糖汁透入起鍋，把山楂一個個圍在梨絲四周即成。

功效：治高血壓、食積不化。

16. 銀耳蓮子湯

配方：銀耳20克，新鮮蓮子300克，冰糖200克，冷水適量。

做法：銀耳洗淨，在冷水中浸泡一夜，放入鍋中，加清水適量。用武火將銀耳煮沸，加入去芯蓮子，用文火煮至銀耳熟透，加入冰糖即可食用。

服法：可用作飯後甜湯。夏季可冰鎮後食用。

功效：治高血壓。

17. 黑木耳紅棗粥

配方：黑木耳30克，紅棗20克，粳米100克，冰糖150克。

做法：黑木耳泡水漲發後撕成小塊，紅棗沸水泡洗後去核切丁，加糖浸20分鐘。木耳與粳米同煮成粥，調入紅棗丁、紅糖，再煮20分鐘。

服法：作早、晚餐或點心服食。

功效：治高血壓。

按注：一方單用黑木耳也可。

18. 菊花蛋湯

配方：菊花腦（甘菊的新鮮嫩芽）50克，鴨蛋1個，冰糖適量。

做法：將菊花腦洗淨，與打碎的鴨蛋拌勻，加冰糖煮湯。

功效：治高血壓。

房事

此節氣是一年中心血管病人發病率最多的時期，所以在此要講一講心血管病人的房事養生知識。

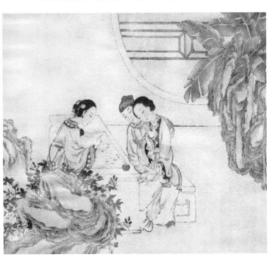

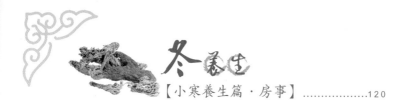

常見的心血管疾病有高血壓、冠心病、動脈粥樣硬化、動脈狹窄等。患心血管疾病的人常因畏懼心理，導致性功能障礙。配偶中如有一方患有心血管疾病，無病的一方同樣會出現相似的畏懼、壓抑和焦慮，性功能必然受到影響。患心血管疾病的人由於血管張力和血管本身的變化，對陰莖組織的供血不足，導致勃起障礙。此外，某些治療心血管疾病的西藥也可

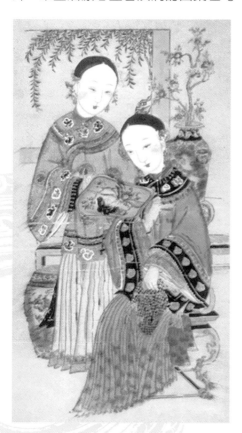

能導致性功能障礙。

《金瓶梅》中西門慶在性交時突然死亡，這就是所謂「馬上風」，實際是性交誘發心臟病猝死。心血管病患者對性生活很害怕，唯恐會死於「馬上風」。據實驗證實，男性在性高潮時，收縮壓可增加40至100毫米汞柱，舒張壓增高20至50毫米汞柱，呼吸超過每分鐘四十次，心率在平時基礎上每分鐘增加五十至一百次，性活動時消耗能量的差異很大。據報導，因性交猝死的人們絕大多數是非夫妻間性交所致。因為非夫妻間性交的過度興奮和劇烈運動，往往比性交本身的危害更大。

其實患心血管疾病後沒有必要過分謹慎地回避性生活，冠心病也不是性生活的禁區，只要合理安排性生活、注意休息保養即可。在治療心血管疾病時，儘量選擇對性功能影響較小的藥物，如遇到性功能抑制現象，應及時告訴醫生，以便及早處理。在合理用藥、適當休息、病情穩定的基礎上，可適當安排性生活。行房時應採取省力的體位，動作和緩輕巧，避免劇烈運動。

對心肌梗塞病人，應該在急性心

肌梗塞完全康復六個月後，才能考慮恢復性生活。如性交後心慌、心跳劇烈、心律顯著加快、呼吸急促，甚至心力衰竭，應該在症狀完全消失一段時間後再考慮恢復性生活。性交時出現胸痛應立即停止，並及時服用硝酸甘油藥片（心絞痛治療用藥）等。

伴有其他傳染病和發熱時，應暫緩恢復性交。恢復正常性生活後，如遇到氣溫變化較大也應暫時回避。飲酒2至3小時內、劇烈運動後、工作疲勞、精神緊張、情緒不佳時，也應暫時休息。

冠心病患者的性生活不要過分頻繁，時間不宜過長，也不要過分用力，最好選擇省力的體位。如半坐位或坐位，可減少左心室擴張，防止心絞痛；側位雙方都不費力。冠心病患者還應在床邊備好硝酸甘油藥片等急救藥品，以防萬一。

高血壓病人應在血壓穩定的基礎上合理安排性生活，以免發生意外，特別要注意性交時的節律、強度和體位等配合。

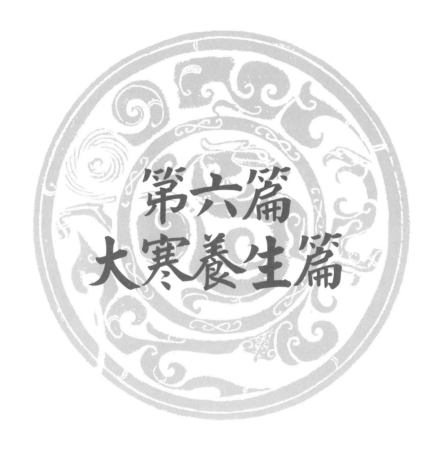

第六篇
大寒養生篇

▌【節氣諺語】▌

最喜大寒無雨雪，下步農夫大發財。

大寒霧，春頭早；大寒陰，陰二月。

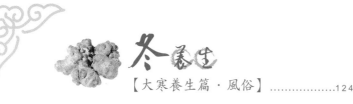

風俗

　　大寒時斗指癸，太陽黃經為300度，時值西曆的1月20日前後。大寒是一年中最後一個節氣，此時天氣寒冷至極，所以稱為大寒。以長江流域一帶為例，平均氣溫為零下2至4℃，最低氣溫甚至降為零下14至17℃，而極端最低氣溫還可再降至零下20℃，有時全年最低溫會出現在本節氣中；最大凍土深度達30至40釐米，為長江流域全年凍土最深的節氣。

　　此節氣裡，台灣氣候濕冷，但在大陸多數地區卻降水稀少，是常有寒流、大風的天氣，氣候比較乾燥，尤其以中原一帶為最，因此有農諺說「大寒三白定豐年」、「大寒早三白，農人衣食足」、「一臘見三白，田公笑呵呵」，就是希望最好在此時前後下個三場大雪來改善。實際上它是有科學上的原理，因為在暮冬季節下了大雪之後，伏在泥地下的冬眠蟲類以及牠們所產的卵都會被凍死，次年就不會有蟲害了，農稼必定豐收。還有諺語說「大寒不寒，人馬不安」，由此可見，大寒節氣中天氣轉暖是反常現象，會使人和牲畜患有各種疾病。近年來，各地常出現「暖冬」的現象，對此，我們應該要格外重視，平

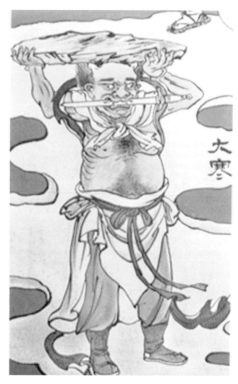

常加強身體鍛鍊，做好養生保健，從而減少疾病的發生。

　　大寒三候為：「一候雞乳；二候征鳥厲疾；三候水澤腹堅。」這是說一到大寒節便可以孵小雞了；而鷹隼之類的征鳥，卻正處於捕食能力極強的狀態中，盤旋於空中到處尋找食物，以補充身體的能量，抵禦嚴寒；在一年的最後五天內，水域中的冰一直凍到水中央，並且此時冰凍的最結實，冰凍的尺寸也最厚。在古代，一般在小寒與大寒時取冰收藏，以備夏

天之需。從此物候中我們可以看出，大寒是冰層最厚、凍土最深的一個節氣，所以名曰大寒也不無道理。

按照傳統風俗，特別是在農村，每到大寒節，人們便開始忙著除舊佈新，醃製年餚，準備年貨。在大寒至立春這段時間，有很多重要的民俗和節慶，如尾牙、祭灶和除夕等，有時甚至連我國最大的節慶——春節，也處於這一節氣中。大寒節氣裡充滿了喜悅與歡樂的氣氛，可說是一個歡快輕鬆的節氣。

民間習慣每逢農曆初二、十六拜土地公，稱作「做牙」，尾牙便源自於此習俗。農曆二月二日為所謂的頭牙，以後每逢初二和十六都要做牙，到了農曆十二月十六日正好是尾牙。尾牙這天多數人家會吃潤餅和刈包，視為歲末祈福和慰勞自己之意。同日身為商家行號的老闆還要設宴款待員工，犒賞員工們這一年來的辛勞，而白斬雞為宴席上不可缺的一道菜，據說雞頭朝誰就表示老闆明年要解僱誰，因此現在的老闆通常將雞頭朝向自己，使員工們能放心地享用佳餚，回家後也能安穩地過年。

在閩南地區，臘月二十四日為

「送神」日，而大陸北方則訂臘月二十三日為祭灶節，均為祭祀灶神。傳說灶神是玉皇大帝派到每個家中監察人們平時善惡的神，每年歲末回到天宮中向玉皇大帝奏報民情，讓玉皇大帝賞罰。因此送灶時，人們在灶王像前的桌案上供放糖果、清水、炒黑豆、秣草，其中後三樣為灶王升天時所駕坐騎的備料。祭灶時，還要把灶糖（麥芽糖）塗在灶王的嘴上，以黏住嘴讓他不能在玉帝那裡講壞話。常用的灶神聯上也往往寫著「上天言好事，回宮降吉祥」、「上天言好事，

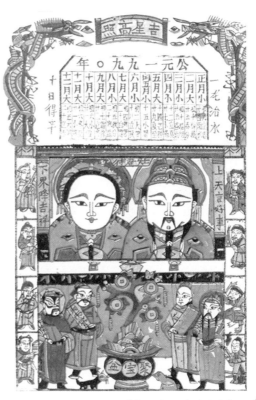

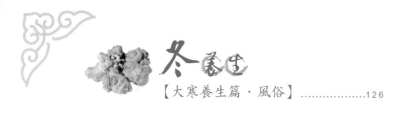
下界保平安」之類的字句。

另外，大年三十的晚上，灶王還會與諸神來人間過年，那天就得舉行「接灶」、「接神」的儀式，所以北方俗語有「二十三日去，初一五更來」之說。

在歲末賣年畫的小攤販上，也有賣灶王爺的圖像，以便在「接灶」儀式中張貼，在北方灶神的圖像是一位眉清目秀的美少年，因此有「男不拜月，女不祭灶」的說法，以示男女授受不親；也有的地方是灶王爺與灶王母合祭的，便不存在這一說法了。

上古時代，人們在夏天祭灶，後來發展成為火神祭。東漢後，祭灶儀式轉為在臘月舉行，不過北方一般在臘月二十三日祭灶，而南方卻在臘月二十四日祭灶，並且在「送神」儀式中，要將家中大大小小的神全送到天上去，據說這些神與灶神不同，要等到正月初四才回到人間。由於二十四日後諸神上了天，所以便百無禁忌，此時娶媳婦、聘閨女不用擇日子，稱為趕亂婚，直至年底舉行結婚典禮的特別多，正如詩中所說：「歲晏鄉村嫁娶忙，宜春帖子逗春光。燈前姊妹私相語，守歲今年是洞房。」

在過去，此時也是朝庭封印的日子。清朝時，在臘月十九至二十二日這四天中，由欽天監擇吉日封印，一直到正月十九至二十二日四天裡，再由欽天監擇吉日開印。封印期間，一般停止一切公務，相當於現在的政府部門放假。梨園戲班弟子在封印的這天也要唱封箱戲，重要角色一般由不出名的演員擔任，而名角演員則飾演配角，所得的收入則分給跑龍套者作為紅利；而封箱後的戲班子就不再安排演出，休息至大年初一那天才開箱登台演出。古時，學堂塾師也會在此日開始放假。

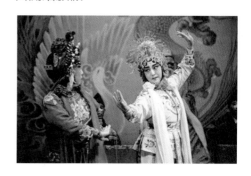

過了二十三日，距離春節只剩下六、七天，因此過年的準備工作就顯得更加熱鬧了。首先要來個年終大掃除，俗稱掃塵，掃塵為的是除舊迎新、拔除不祥，各家各戶都要認真徹底地進行清掃，做到窗明几淨的地步，還要粉刷牆壁、擦洗玻璃、寫春

聯、貼年畫等等。

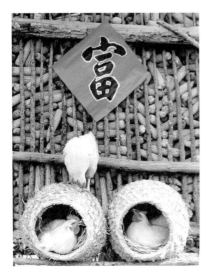

民間講究寫春聯時要有神必貼、每門必貼、每物必貼，所以春節的對聯數量最多、內容最全。神靈前的對聯特別講究，多為敬仰和祈福之言，常見的有天地神聯：「天恩深似海，地德重如山」；土地神聯：「土中生白玉，地內出黃金」；財神聯：「天上財源主，人間福祿神」。

其他處的春聯，則多為表示慶賀與希望的吉祥語，如一般家庭貼「天增歲月人增壽，春滿乾坤福滿堂」、農家貼「五穀豐登，六畜興旺」、商號貼「生意興隆通四海，財源廣進達三江」等。另外尚有一些單聯，如室內貼「恭賀新禧」、門上貼「出門見

喜」、車上貼「開車大吉」、糧倉貼「積穀盈倉」、畜圈貼「豬羊滿圈」等。而大門上的對聯代表一家的門面，特別受到重視，或抒情，或寫景，內容豐富，妙語聯珠。通常家家戶戶還會倒貼「福」或「春」字，表示「福」到、「春」來之意。

臘月三十日為除夕。元旦是一年之始，而除夕是一年之終。我國人民歷來重視「有始有終」，所以除夕與第二天的元旦這兩天，便成為我國最重要的節慶。儘管過去從封印日至開印日都在過年活動期間，但從古至今最隆重的還是屬除夕與元旦兩日。各地在臘月三十日這天的下午，都有祭祖的風俗，稱為「辭年」。除夕祭祖

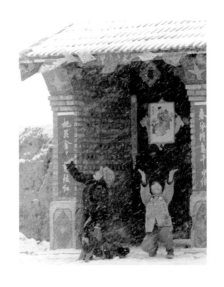

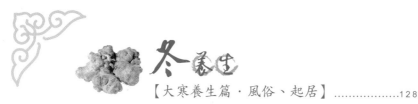

是民間大祭，有宗祠的人家都要開祠，並且換上新的門聯、門神像、桃符，再點上大紅色的蠟燭，然後全家人按長幼順序拈香向祖宗祭拜。

除夕之夜，人們還會鳴放煙花爆竹、焚香燃紙，以敬迎謁灶神，叫做除夕安神。入夜後，堂屋、住室、灶下，燈燭通明，全家歡聚，圍爐熬年、守歲。近年來，於除夕夜晚又增加了看電視賀歲節目，參加娛樂活動派對等新內容。

除夕的晚餐又稱「年夜飯」、「團圓飯」，是中國人最重要的一頓飯，這頓飯主食為餃子，還有很多象徵吉祥如意的菜餚，如：「魚」與「餘」同音，一般只看不吃或不能吃完，取其「年年有餘」之意；長年菜（芥菜）取其「長壽」之意；蘿蔔糕（菜頭粿）取其「好彩頭」之意；發粿取其「發財」之意等，這些都是不能少的菜餚。吃過年夜飯便開始守歲，一到子時，便開始燃放煙花爆竹，慶賀新年。

另外，還有讓孩子們最欣喜的「壓歲錢」。過年的壓歲錢一般是用紅紙包好，有的放在祭祖的供桌上，有的壓在歲燭下，也有大人偷偷壓在小孩枕下，其意義均相同，是勉勵晚輩

來年更聰明而有更大的收穫。

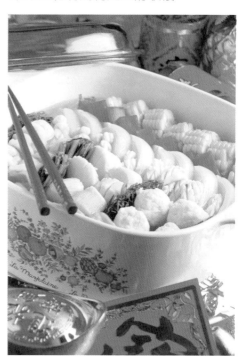

起居

《靈樞・本神》上說：「智者之養神也，必順四時而適寒暑，和喜怒而安居處，節陰陽而調剛柔，如是僻邪不至，長生久視。」《呂氏春秋・盡數》提到：「天生陰陽寒暑燥溼，四時之化，萬物之變，莫不為利，莫不為害。聖人察陰陽之宜，辯萬物之利，以便生，故精神安乎形，而壽長焉。」就是說順應自然規律並非被動

的適應，而是採取積極主動的態度，首先要掌握自然界變化的規律，以其防禦外邪的侵襲。

　　大寒節氣天氣寒冷，由於北方冷空氣勢力強大，大部分地區呈現出一種持續酷寒的態勢。對老年人來說，本節氣最需預防的是心腦血管病、肺氣腫、慢性支氣管炎等疾病。由於持續的低溫，使得皮膚血管收縮，血壓升高，心臟的工作量增大，容易誘發高血壓和心臟病。寒冷的氣候，還容易使老年人罹患肺氣腫和支氣管炎等，這些病症都會加重冠心病的症狀，並可能誘發心絞痛。所以，有心腦血管病史的老年人，在此節氣中尤其要注意保暖。

　　此外，由於寒冷的冬季容易使老年人、幼童及體弱者罹患感冒、咳嗽等呼吸道疾病，因此這類抵抗力差的人早晚氣溫較低時儘量少出門，並減少出入人多、密閉的場所，如果要外出時，一定要加穿外套，最好也戴上口罩、帽子、圍巾等以防寒。

　　本節氣應該多利用出太陽的日子，老年人尤要注意利用陽光來保養身體。冬季晒太陽對老年人的好處是

多方面的：首先，冬季時老年人的體溫較低，晒太陽能給人溫暖，促進血液循環和新陳代謝，也使老年人的心理感覺愉快；第二，晒太陽能增強人體對鈣和磷的吸收，能有效預防骨質疏鬆症；第三，晒太陽對類風溼性關節炎、貧血患者恢復健康有一定的益處。當然，冬季晒太陽也不是越多越好，老年人應選擇上午10點前或下午3點之後的「黃金時段」，每天堅持晒30至60分鐘為宜。

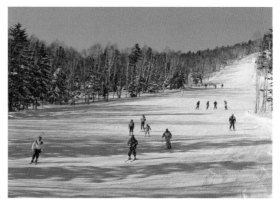

　　老年人在冬季運動方面有更多的講究。首先，運動的暖身準備時間要相對長一些，以便讓身體充分地熱起來，使全身關節、肌肉進入運動狀態；其次，運動的強度要相對小一些，減少疲勞的發生，以便運動後身體能較快的恢復到正常的狀態。建議的運動方法是：在室內做全身關節操，以活動全身關節，隨後做原地跑

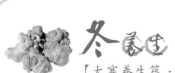

冬養生

步鍛鍊，直到全身發熱、手腳溫暖，持續15至20分鐘。

老年人在居室中可嘗試用冷水浴和按摩的方法增強體質。冷水浴是指臉部、手部、足部的冷水浴，冷水不必太冷，也可從溫水逐漸加冷開始。先打溼毛巾來洗臉、手或足，然後將毛巾擰乾一些再洗臉、手或足，如此反覆，直到局部發熱。此法可增強身體的抗寒能力。按摩法也稱乾洗法，即用雙手做洗臉狀，搓臉、梳頭、摩頸、擦耳，反覆幾十次到上百次，直到頭面發熱為止。此法一方面可通過調節頭頸部經絡穴位狀態，以增強全身的整體功能；另一方面也可以增強身體免疫力，防止風寒感冒。

老年人的飲食調理，除了堅持飲食的一般原則外，冬季飲食強調熱量充足，以溫熱性的食物為主。常用的食補佳品有羊肉、雞肉等，對陽虛的老人尤為適用。補益食品方面，舉例如下：

◎補氣的有蓮子、大棗、荔枝、糯米、雞肉等。

◎補血的有豬肝、雞肝、當歸、龍眼、葡萄等。

◎補陰的有銀耳、芝麻、黑豆、兔肉、鴨肉等。

◎補陽的有韭菜、核桃、枸杞子、羊肉、蝦等。

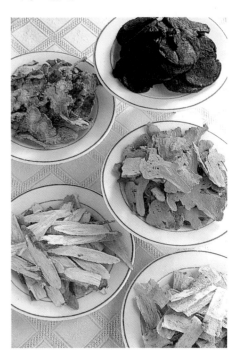

老年人還應加強足部的保健。腳除了支持人體的重量外，還像水泵一樣，把肢體末端的血液推向心臟，使全身血液循環流暢，促進身體健康，因此腳又被稱作是「第二心臟」。加強腳部的保健，是擁有良好體魄的重要一環，尤其是在冬季，對腳部的呵護就顯得更加重要。

首先，要加強腳部的運動。據研究了解，人一天必須走一萬步以上才

有利於腳部功能的發揮，如果一天到晚很少動腳，不僅對腳部組織有影響，對身體健康也不利。所以，平時除了要加強鍛鍊外，上下樓儘量不要乘電梯，外出盡可能靠步行。

其次，進行足浴。民間有「睡前洗腳，賽吃補藥」的說法。睡前用溫熱水洗腳，不但可洗去腳上的汗臭和污垢，還可消除疲勞，更主要的是能祛病強體。足浴過程中，通過不斷的搓揉，刺激足部的穴位，可滋補元氣、壯腰強筋、延緩衰老。若加入適量的生薑或辣椒水，更能擴張血管，促進血液循環。

再者，可進行足底按摩以活血舒筋。按摩腳底，刺激腳底穴位，可促進血液循環，有益於健康。

〖 運動 〗

一、大寒十二月中坐功

《遵生八箋》中原文如下：「運主厥陰初氣。時配足太陰脾溼土。坐功：每日子、丑時，兩手向後，據床跪坐，一足直伸，一足用力，左右各三五度，叩齒，嗽咽，吐納。治病：

經絡蘊積諸氣，舌根強痛，體不能動搖，或不能臥，強立，股膝內腫，尻陰足背痛，腸鳴，食泄不化，足不收行，九竅不通，足腫，若水脹滿。」

本法以「大寒」命名，正是根據這一時令特點而制定的氣功鍛鍊方法，適宜於大寒時節鍛鍊。可於大寒時節開始，練至立春為止。

《素問‧氣交變大論》：「歲水太過，寒氣流行，邪害心火。民病身熱，煩心燥悸，陰厥上下中寒，讝妄心痛，寒氣早至，上應辰星，甚則腹大脛腫，喘咳，寢汗出憎風⋯病反腹滿腸鳴，溏泄不化，渴而妄冒。」其論雖是針對水運太過之年立論，但就一年四季而言，冬乃寒氣偏盛，寒邪傷人可表現為腎的病變，及水氣太過而乘土的脾的病變，水氣太過而侮火的心的病變，本功法所列病症即屬此類，採用本法鍛鍊有好的防治作用。

適應病症：經絡蘊積諸氣、舌根強痛、體不能動搖、針刺痛感難以臥睡、膝內積水、足背疼痛、腸鳴、食泄不化、頭重腳輕、九竅不通、腳面浮腫等病症。

具體方法：每夜十一點至三點時，雙手從後面支撐身體靠床跪坐，

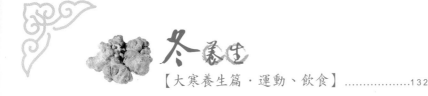
然後將一條腿向前伸直，另一條腿向上用力支撐身體，左右腿輪換各做三至五次，然後牙齒叩動三十六次，調息吐納，津液咽入丹田九次。

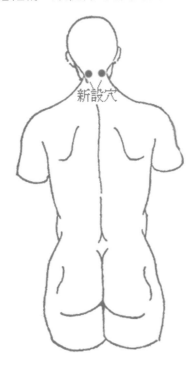

新設穴

二、按揉新設功

適應病症：頸後部肌肉痙攣，上肢運動障礙。

具體方法：端坐於椅子上，兩腳分開與肩同寬，大腿與小腿呈90度角，軀幹伸直，全身放鬆，下頷向內微收。端坐頭微低，頸部放鬆，用手指按揉頸部兩側之新設穴，按揉一百

零八下，每天早晚各按揉一次。

【編按：新設穴位於頸部，第四頸椎橫突尖端、斜方肌外緣，後髮際邊緣下1.5吋處。】

三、曲池觀想功

適應病症：半身不遂、癱瘓、上肢麻痹、手臂腫痛等症。

具體方法：自然站立，雙腳分開與肩同寬，雙臂自然下垂，掌心朝內側，中指指尖緊貼風市穴，拔頂，舌抵上顎，提肛，淨除心中雜念。全身放鬆，意念觀想兩肘橫紋外端凹陷處之曲池穴，可疏通手陽明大腸經，每次練功觀想20分鐘以上，每日早晚各練功一次。

四、照氣中穴功

適應病症：婦女血虧、氣喘。

具體方法：自然站立，雙腳分開與肩同寬，雙臂自然下垂，掌心朝內側，中指指尖緊貼風市穴，拔頂，舌抵上顎，提肛，淨除心中雜念。全身放鬆，兩掌側平上舉，劃弧至胸前，合掌當胸。兩腿微屈，兩眼注視兩掌中指，站10分鐘後，兩掌分開，兩勞宮穴對正小腹部氣海穴，距離腹部約十釐米，每次站10至20分鐘，每天早晚各一次。

【編按：氣海穴位置在腹中部正中線，肚臍下1.5吋，再左右旁開各1.5吋，分左右兩穴。】

五、一秤金訣

歌訣：一吸便提，氣氣歸臍，一提便咽，水火相見。

功法：不拘行住坐臥，舌攪華池，抵上顎，候津生時，漱而咽下，嘓嘓有聲。隨於鼻中吸清氣一口，以意目力同津送至臍下丹田，略存一存，謂之一吸。隨將下部輕輕如忍便狀，以意目力從尾閭提起，上夾脊雙關，透玉枕，入泥丸，謂之一呼。周而復始，久行精神強旺，百病不生。

特點：這是一套最簡單也最有效的功法，什麼時間、什麼地點都可以修煉，並且收效極快。

具體方法：一吸氣便提肛，每次呼氣都使意念歸丹田，一提肛便咽唾液，永遠用心神去意守丹田以保腎氣充足。不管行住坐臥，舌頭在口中攪動，然後抵住上顎，當口中唾液盈滿時，便用唾液漱口之後咽下，咽下時要有嘓嘓聲響。然後用鼻子吸清新的空氣一口，用意念及目力一同將唾液送到臍下的丹田穴中，稍微閉一會兒氣，這叫一吸。然後提肛如忍大便的樣子，用意念及目力從尾閭穴運氣，

上夾脊穴，再沖過玉枕穴進入泥丸穴，這叫一呼。周而復始不斷地鍛鍊，可使人精神旺盛，百病不生。

飲食

此節氣中，人們在飲食上應當注意均衡的營養，不能冬補太過。過多地食用肉類，往往會造成體內維生素缺乏，所以也應該多吃些蔬菜。但是由於此節氣中有不少重要的民俗節日，所以在此特意為大家準備了一些即可達到食療目的，又適宜節日食用的食療方。

一、食療方

1.當歸生薑羊肉湯

配方：當歸30克，生薑30克，羊肉500克。

做法：當歸、生薑以清水洗淨，順切大片備用。羊肉剔去筋膜，洗淨、切塊，入沸水鍋內焯去血水，撈出晾涼備用。砂鍋內放入適量清水，將羊肉下入鍋內，再下當歸和薑片，在武火（大火）上燒沸後，撈去浮沫，改用文火（小火）燉1.5小時

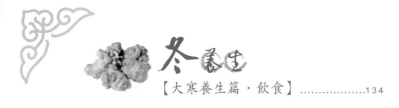
至羊肉熟爛為止。取出當歸、薑片，喝湯食肉。

功效：溫中，補血，散寒。

2. 紅杞田七雞

配方：枸杞子15克，三七（田七）10克，母雞1隻，薑20克，蔥30克，紹酒30克，胡椒、鹽適量。

做法：活雞宰殺後處理乾淨，枸杞子洗淨，三七4克研末，6克潤軟切片，生薑切大片，蔥切段備用。雞入沸水鍋內焯去血水，撈出淋乾水分，然後把枸杞子、三七片、薑片、蔥段塞入雞腹內，把雞放入氣鍋內，注入少量清湯，下胡椒粉、紹酒，再把三七粉撒在雞肉上，蓋好鍋蓋，沸水旺火上籠蒸2小時左右，出鍋時加鹽調味即可。

功效：補虛益血。

按注：其性溫和，老年人及久病體虛、月經或產後血虛者均可食用。

3. 糖醋胡蘿蔔絲

配方：胡蘿蔔半斤，薑、糖、醋、鹽、味精、植物油適量。

做法：胡蘿蔔洗淨、切絲，生薑切絲備用。炒鍋燒熱放油（熱鍋涼油），隨即下薑絲，煸炒出香味後倒入胡蘿蔔絲，再煸炒2分鐘後放醋、糖，繼續煸炒至八成熟，加入

鹽，至菜全熟後加入味精調味，盛盤即可。

功效：下氣補中，利胸膈，調腸胃，安五臟。

按注：現代醫學研究發現，胡蘿蔔中含有「琥珀酸鉀鹽」，是降低血壓的有效成分，高血壓患者也可榨汁飲用。

4. 牛奶粥

配方：牛奶半斤，粳米100克。

做法：粳米掏洗乾淨，放入鍋內倒入清水，大火煮沸後，改用文火煮至米有六成熟，再加入牛奶，繼續煮至成粥。

功效：潤肺通腸，補虛養血。

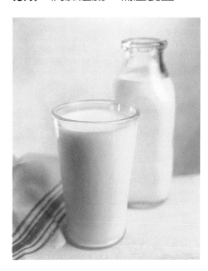

5. 清蒸武昌魚

配方：新鮮武昌魚（團頭魴）1條（約重1000克），熟火腿25克，香菇50克浸水漲發，去皮冬筍50克，雞油10克，豬油75克，雞湯150克，味精、紹酒、鹽、胡椒粉、蔥節、薑塊各適量。

做法：將魚去腮、鱗，剖腹去內臟，洗淨，在魚身兩面切刀花，撒上鹽，盛入盤中。香菇和熟火腿切成薄片，互相間隔著擺在魚上面。冬筍切成薄片，鑲在魚的兩邊，加蔥、薑和紹酒。鐵鍋置旺火上，下清水燒沸，將整條魚連盤上籠蒸，蒸至魚眼突出，肉已鬆軟，約15分鐘左右出籠，揀去薑塊、蔥節。炒鍋置旺火上，下豬油燒熱，加入蒸魚的湯汁，下雞湯燒沸，加入味精、雞油後起鍋，澆在魚上面，撒

上胡椒粉即成。

功效：滋陰強體。

按注：適宜春節食用的節日菜餚。

6. 清燉國宴魚

配方：國宴魚（長吻鮠）純魚肉500克，熟瘦火腿25克，香菇50克浸水漲發，去皮冬筍50克，雞油25克，豬油50克，雞湯、味精、紹酒、鹽、白胡椒粉、蔥段、薑片各適量。

做法：將魚肉切成3釐米見方的塊，洗淨、濾乾，熟火腿切成4釐米長的薄片，冬筍切成3釐米長、0.2釐米厚的片。炒鍋置旺火上，放入500克清水燒沸，下魚塊煮1分鐘，去掉血腥氣，撈出晾乾。將燉缽置小火上，下雞湯、魚塊、火腿片、香菇、鹽、蔥段、薑片、紹酒，蓋上缽蓋，燉2小時，端缽離火。炒鍋置旺火上，下豬油、冬筍、味精、雞湯150克燒沸起鍋，澆入燉缽中，淋上熟雞油，撒上白胡椒粉即成。

功效：滋陰強體。

按注：適宜春節食用的節日菜餚。

7. 全家福

配方：乾海參100克浸水漲發，乾魚肚75克泡水浸透，鮑魚50克，魚

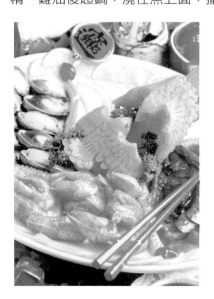

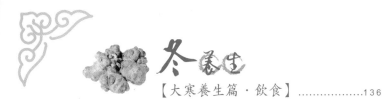

皮100克，對蝦100克，鴨胗3對，干貝25克，魚丸50克，雞肉丸50克，香菇20克浸水漲發，冬筍40克，乾羊肚菇50克浸水漲發，油菜芯4棵，火腿25克，豬油75克，雞油25克，紹酒15克，醬油15克，白糖10克，味精5克，太白粉10克，蔥花、薑末少許，雞湯500克。

做法：將海參、魚肚、鮑魚、魚皮洗淨，全切成羽毛狀的薄片。香菇洗淨，去梗，切一片兩瓣。羊肚菇漂洗乾淨後不要改刀，和香菇放在一起，上籠蒸酥爛後取出。鴨胗洗淨，煮熟後剝去皮，切一片兩瓣。火腿切一字片。油菜芯洗淨，切6釐米長條，再改切成兩瓣。豬油放入勺中燒開，將油菜芯放入浸熟。冬筍切一字片。對蝦去殼後切成厚片，用少許蛋清和太白粉漿拌好，用溫油滑熟。雞肉丸和魚丸提前備好。干貝上籠蒸爛。炒勺放在火上，加一兩豬油，放入蔥花、薑末略炸一下，再加入雞湯，隨即把全部料下勺，順序加入紹酒、鹽、糖，燒入味後，再加醬油，然後用少許太白粉勾芡，再加少許豬油，隨即淋入雞油，出勺裝盤即成。

功效：營養豐富。

按注：適宜春節食用的節日菜餚。

8.八寶飯

配方：糯米1500克，蓮子700克，紅棗1250克，薏仁500克，冬瓜糖500克，醃漬櫻桃250克，桂圓肉250克，松子50克，白糖、豬油、太白粉各適量。以上素材可斟酌減量，或選用紅豆、葡萄乾、栗子等材料代替。

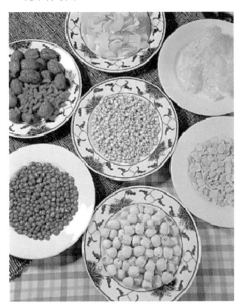

做法：炒鍋內裝水燒開，將蒸籠放入鍋中。去芯蓮子、薏仁分別洗淨盛入碗內，加清水浸沒，入蒸籠用旺火蒸約半小時至熟，取出瀝乾水分。糯米淘洗乾淨，盛入瓷碗中，加1000克清水後，也入蒸籠用旺火蒸半小時至米熟透，取出，趁熱加

豬油、500克白糖拌勻。紅棗洗淨、去核後，與冬瓜糖、桂圓肉都切成小塊。取大碗，碗底先抹點豬油，將蓮子、紅棗、薏仁、冬瓜糖、桂圓肉、松子、醃漬櫻桃沿碗底排列整齊，然後把熟糯米盛在上面（也可以先放入一半的熟糯米，再鋪一層豆沙餡，最後把剩下的熟糯米全部鋪在最上層），入蒸籠用旺火蒸半小時。將適量水、白糖加熱調勻，入太白粉勾芡。八寶飯從蒸籠取出，倒扣在盤子上，淋上芡汁，趁熱食用。

功效：滋陰強體。

按注：臘月的民俗食品。

9.排骨湯

配方：豬排骨250克、熟豬油50克，味精、紹酒、精鹽、蔥白、薑片各少許。

做法：豬排骨用清水洗淨，剁成長4.5釐米、寬3釐米的塊。炒鍋置旺火上，下豬油燒熱，將排骨下鍋乾炸10分鐘，待排骨水分炸乾呈灰白色時，加入精鹽、薑片略燒，起鍋盛入砂缽中，一次放足清水約450克，置旺火上煨2小時，再加入味精、紹酒、蔥白，砂缽移至中火上繼續煨半小時，即成。

功效：滋陰強體。

按注：適宜春節食用的節日菜餚。

10.涮羊肉

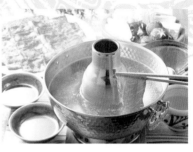

配方：羊肉片750克，芝麻醬、紹酒、豆腐乳、醃韭菜花醬、醬油、辣椒油、滷蝦油、米醋、香菜末（洗淨）、蔥花各適量。

做法：火鍋裡的湯燒開後，先將少量的肉片夾入湯內抖散，當肉片變成灰白色時，即可夾出蘸著配好的調料，就著芝麻燒餅和糖蒜一起吃。肉片要隨涮隨吃，一次不宜放入火鍋內過多。在肉片涮完後，再放入白菜頭、細粉絲（或者凍豆腐、白豆腐、酸菜等），當湯菜食用。還可用涮肉的湯煮麵條和餃子，使風味益臻佳美。

功效：滋補助陽，驅寒健胃。

按注：北方冬季節慶的經典菜餚。

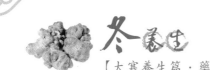

藥方

一、感冒方

1.紅糖薑棗湯

配方：紅糖30克，紅棗30克，生薑15克，水三碗。

做法：共煎服，服後汗出為度。

功效：治感冒風寒。

2.芫荽黃豆

配方：芫荽（香菜）3克，黃豆100至150克。

做法：加水1000毫升，文火煎至600至700毫升時，用少量的食鹽調味服食。

功效：主治感冒風寒、流行性感冒、發熱頭痛等。

3.辣椒湯

配方：辣椒3根，花椒10粒，生薑3片，食鹽適量。

做法：上述三味加水煎服。

功效：治風寒感冒。

二、急性氣管、支氣管炎方

1.止嗽散加減

配方：桔梗、荊芥、紫菀、白前、杏仁各10克，防風，桑葉各12克，法夏、陳皮、甘草各6克，魚腥草24克。

服法：水煎服，每日一劑。

功效：適用於惡寒發熱者。

2.桑杏湯加減

配方：桑葉、杏仁、桔梗、黃芩各10克，貝母、瓜蔞、梔子、連翹各12克，銀花20克，魚腥草30克，甘草6克。若乾咳少痰者，去瓜蔞，加麥冬、沙參各15克。

服法：水煎服，每日一劑。

功效：適用於惡風發熱。

3.麻杏前胡湯

配方：炙麻黃、杏仁、前胡、葶藶子、地龍、黃芩、蘇子（紫蘇子）各10克，瓜蔞10至15克，魚腥草30克。

服法：水煎服，每日一劑。

加減：惡寒者加荊芥、防風；惡風者加銀花、桑葉；熱甚者加紫花地丁、蒲公英。

4.通宣理肺丸

配方：以紫蘇葉、陳皮、桔梗、麻黃、前胡、黃芩、苦杏仁、枳殼、茯苓、半夏、甘草等製成蜜丸。

服法：每次一丸，每日兩次。

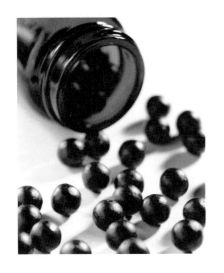

5.燕窩湯

配方：燕窩、銀耳各6克。

做法：燕窩、銀耳清水泡發，洗淨，隔水燉熟，加冰糖適量服食。

服法：每日一次。

功效：適用於平素體質較差者。

三、慢性支氣管炎方

1.清金止咳湯

配方：麻黃、杏仁、前胡、地龍各10克，蒲公英、魚腥草各30克，桔梗，麥冬各12克，銀花、連翹各15克，甘草6克。

服法：水煎服，每日一劑。

2.補腎納氣湯

配方：炙麻黃、杏仁、蘇子、萊菔子（蘿蔔子）、白芥子各12克，巴戟天、淫羊藿、補骨脂各15克，附子6克，熟地18克，魚腥草、蒲公英、黃芩各30克。

服法：水煎服，每日一劑。

功效：適用於喘息型。

房事

在本書的最後，重點談談老年人的房事養生。老年人生殖器官和性功能逐漸退化，更要注意房事養生。老年男性，陰莖海綿體內纖維組織增加，勃起緩慢，性喚起所需時間延長，勃起硬度也稍降。老年女性，生殖器官萎縮，陰道分泌物減少，需較長時間才能喚起性興奮。這是由於隨著年齡增加，臟腑功能明顯減退，腎精漸虧，腎氣衰微所致。

《黃帝內經》說：「男不過盡八八，女不過盡七七，而天地之精氣竭矣。」雖然這對老年人性生活有所影響，但仍具有一定的性能力。男姓六十歲左右時分泌的睾丸酮足以維持性

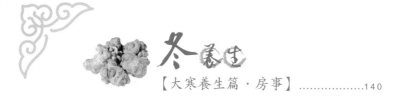

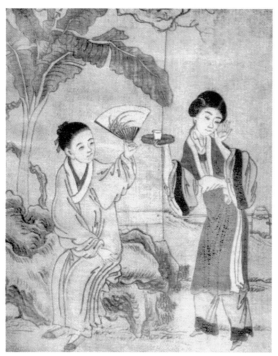

能過正常的性生活，究其原因有多種：一是衰老心理，由於老年人全身各臟器不同程度的衰退，增加了他們心理上的衰老，錯誤地認為性功能已經喪失，性能力的減退又使性興趣降低，女性在這方面表現尤為突出，甚至拒絕過性生活；二是羞澀心理，由於社會世俗的偏見，認為性生活是年輕人的事，老年人過性生活是件不光彩的事，是「老不正經」，有些老人為了在子女面前顯示自己「聖潔」，而壓抑自己的性慾，這就進一步加快了性功能的減退；三是恐懼心理，老年人慢性病較多，怕性生活會加重疾病，對性生活產生恐懼；四是禁慾心理，過分相信「性慾傷身，無慾長壽」的理論，由於老年人退休後，社會角色的改變，認為自己成了無用人，削弱了自發的性興奮。

行為到七十至八十歲，女性六十歲以後分泌的雌激素有所回升，而性行為也可維持到七十歲以後。老年人的性慾是廣泛存在的，仍保持著相當的性興趣和性能力。有人曾對老年人的性問題進行調查，六十九歲以上的男性80％以上有性交能力，七十九歲以上有70％以上有性交能力，個別人九十歲時仍有精子生成；六十一至七十一歲的老人每週仍有一次性生活的人，男子占75％，女子占73％。

然而，我國多數老年人實際上不

古代房中術的書上說：「人年六十便當絕房內。若能接而不施精者，可御女耳。若自度不辨者，都遠之為上，服藥百種，不如此事可得久年也。」這是說男人到了六十歲，如果不能保證與女子交合而不泄精，那麼必須停止性生活。

我國道家認為精液是使人充滿精力的寶貝，精液的充盈可使人陽氣充足，陽氣充足可以使人心神安寧，心神安寧可以使人達到不雜純一的境界，所以道家的修煉宗旨為煉精化氣、煉氣化神、煉神還虛，於是精液便成為養生修煉的基礎而備受珍惜。《養性延命錄》一文中說：「道以精為寶，施之則生人，留之則生身，生身則求度在仙位，生人則功遂而身退，則陷慾以為劇。何況妄施而廢棄，損不覺多，幫疲勞而命墮。天地有陰陽，陰陽人所貴，貴之合於道，但當慎無費。」這算是很全面地說明了精液的作用。文中說精液是人體最寶貴的，與女子交合中施泄可以繁衍後代，保留它不泄則會助身體祛病延年；當為了大暢自己的慾望而過度施泄時，卻只能使自己早亡；可見精液可以生子，可以強身，確實是人身體中的寶物。文中所說的「陰陽人所貴」，即是說「男女之間的性生活是值得人們珍視或重視的」，至於所貴在何處，我想不用太多解釋人們也會明白，因為「食色人之大慾焉」，再說得明白一點就是每個男人都明白結婚不只是為了生孩子。文中接著說「貴之合於道，但當慎無費」，便是告訴人們說，男女

交接是對的，可是關鍵在於要符合養生規律，也就是人們應當謹慎，不要過分地耗費精氣（液）。文中又提到精液是寶，性交為貴，如此寶貴的東西，當然應當珍惜了，所以節制性生活也就成為必然，尤其是老年人因年老體衰、精液虧損，則更應該珍惜自己的精液不輕易施泄，所以古人云：「上士別床，中士異被。」

可是老年人斷絕房事，遠離女人是不對的。《養性延命錄》中有一段文字說得很實在：「采女問彭祖曰：人年六十，當閉精守一，為可爾否？彭祖曰：不然。男不慾無女，無女則意動，意動則神勞，神勞則損壽。若念真正無可思而大佳，然而萬無一

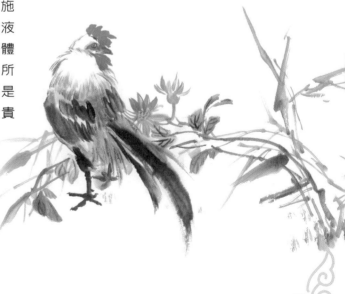

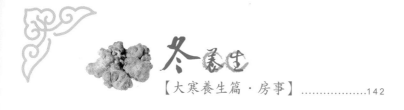

焉。有強鬱閉之，難持易失，使人漏精尿濁，以致鬼交之病。又欲令氣未感動。陽道垂弱。」通過采女與彭祖的對話可以發現，男人離開了女人，會產生對女人的思念和性幻想，加重思慮而有損壽命，並且還會患有夢遺、滑精、尿濁及陽痿的疾病。

綜上所述，老年人的生活可以絕房，可以分床，可以異被，卻絕對不可以沒有老伴，所以在此奉勸單身的老年朋友，為了身體的健康，應該儘快找個好老伴以歡度晚年。因為沒有老伴，老年人更不容易做到不使精液施泄。

由於老年人體力減退，常伴隨有慢性疾病，性生活時應採取適當體位，改進行房技巧，性交不必強求每次都要達到性高潮和射精。老年人在日常生活中保持清心寡慾、情緒舒暢、心情開朗、適當參加文藝或體育活動，如氣功、書畫、養鳥、種花等，保持良好心態，維持夫妻間的恩愛，有利於房事養生，延緩衰老。

老年人常出現許多腎虛症狀，如腰痠背痛、頭昏目眩、健忘失眠、疲倦乏力、性功能減退等，可以常服補腎虛氣之方，如清蒸鯽魚、紅燒鱔魚、炒蝦仁等可以補益腎精，黃耆燉牛鞭、黃耆腰花湯等可補腎壯陽。抗衰老的中藥有：黃耆、黃精、熟地、人參、黨參、枸杞、首烏、白朮、山藥、大棗、桑椹子、冬蟲夏草等；補腎益精的中藥有：肉蓯蓉、紫河車、枸杞子、黃精、龜板、鱉甲、菟絲子、沙苑蒺藜、海龍、海馬等；補腎壯陽的中藥有：巴戟天、淫羊藿、鎖陽、杜仲、仙茅、韭菜子、補骨脂、金櫻子、陽起石、刺五加等。這些藥物應該在醫生的指導下服用，不要自己盲目使用。

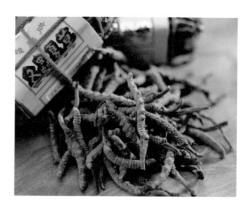

《養性延命錄》中有色慾十戒，節錄於此，希望對老年朋友的養生能有幫助：「色慾知戒者，延年之效有十：陰陽好合，接御有度，可以延年。入房有術，對景能忘，可以延年。*毋溺少艾，毋困青童*，可以延年。妖豔莫貪，市妝莫近，可以延

年。惜精如金,惜身如寶,可以延
年。勤服藥物,補益下元,可以延
年。外色莫貪,自心莫亂,可以延
年。勿作妄想,勿敗夢交,可以延
年。少不貪歡,老能知戒,可以延
年。避色如仇,對慾知禁,可以延
年。」

　　【編按:少艾指年少貌美的女
子。《孟子‧萬章上》有云:「知好
色,則慕少艾。」意謂不要沉溺在女
色之中。】

【附錄】

【附錄1】 卦象六爻圖

【附錄2】 八卦與節氣關係圖

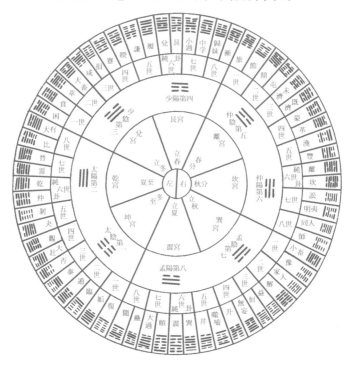

【附錄3】 經絡運行與節氣關係圖

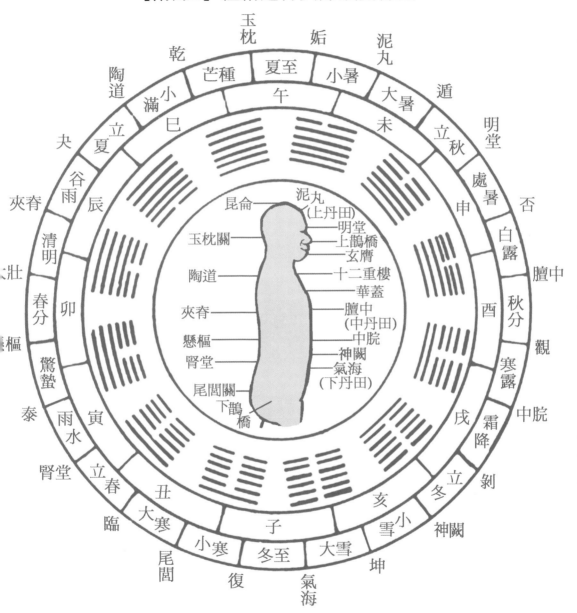

【附錄4】正面穴位圖

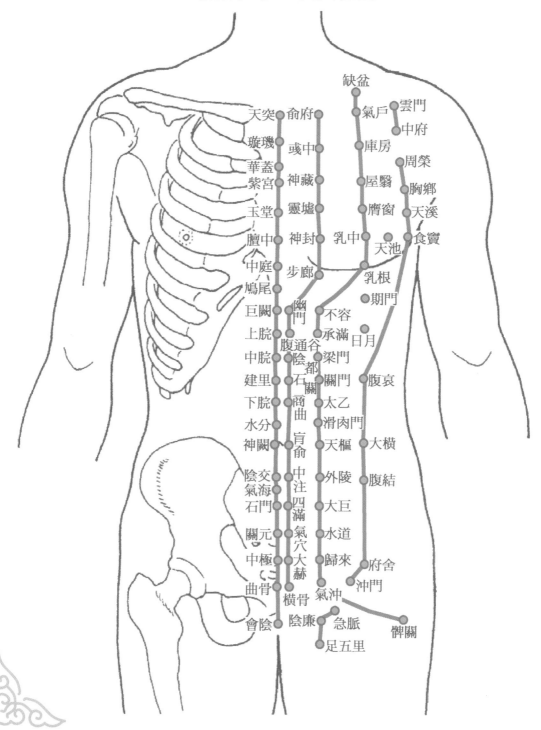

【附錄5】背部穴位圖

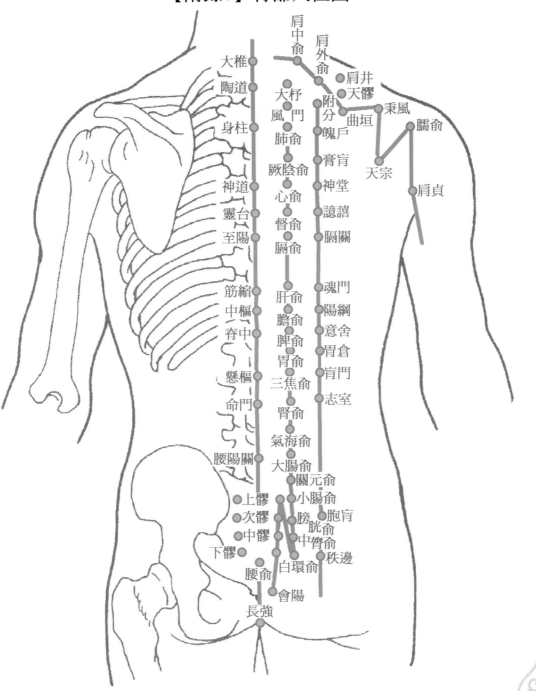

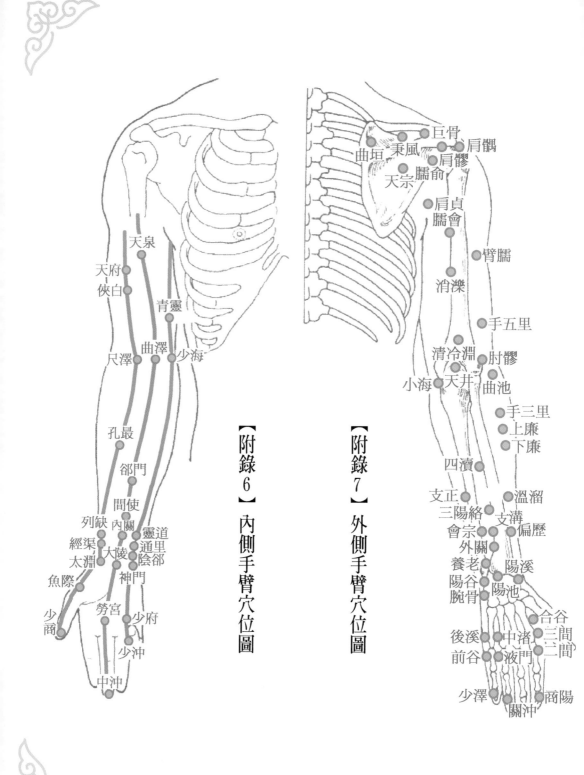

天泉
天府
俠白
青靈
曲澤
尺澤
少海
孔最
郄門
間使
列缺
內關
經渠
靈道
大陵
通里
太淵
陰郄
神門
魚際
勞宮
少府
少商
少沖
中沖

【附錄6】內側手臂穴位圖

巨骨
肩髃
曲垣 秉風
肩髎
天宗 臑俞
肩貞
臑會
臑臑
臑會
臑臑
臑臑
臑臑
消濼
手五里
清冷淵
肘髎
小海 天井
曲池
手三里
上廉
下廉
四瀆
溫溜
支正
三陽絡 支溝
偏歷
會宗
外關
養老 陽溪
陽谷
陽池
腕骨
合谷
後溪 三間
中渚 二間
前谷 液門
少澤 商陽
關沖

【附錄7】外側手臂穴位圖

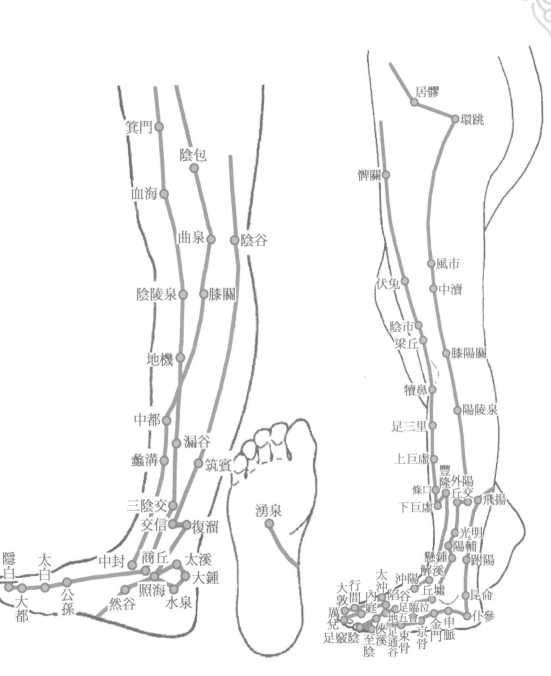

箕門
陰包
血海
曲泉　陰谷
陰陵泉　膝關
地機
中都
漏谷
蠡溝　筑賓
三陰交　湧泉
交信　復溜
隱白　太白　中封　商丘　太溪
大都　公孫　照海　大鍾
　　　　然谷　水泉

【附錄8】內側腳部穴位圖

居髎
環跳
髀關
風市
伏兔　中瀆
陰市　膝陽關
梁丘
犢鼻　陽陵泉
足三里
上巨虛
豐隆外陽
條口　丘交
下巨虛　飛揚
光明
陽輔　跗陽
懸鍾
解溪　昆侖
太沖衝陽　丘墟　僕參
大行間內庭陷谷　足臨泣　申
敦　地五會　金門　脈
厲兌　俠溪　束京骨
足竅陰　至陰　足通谷

【附錄9】外側腳部穴位圖

各區中藥行一覽表

藥行名	地址	電話
乾元參藥行	台北市迪化街一段71號	(02) 2559-1041
六安堂參藥行	台北市迪化街一段75號	(02) 2559-8599
百昌堂蔘藥行	台北市迪化街一段77號	(02) 2556-2851
老成記藥行	台北市迪化街一段95號	(02) 2556-6678
鼎晟藥行	台北市迪化街一段150號	(02) 2553-8679
川元蔘藥行	台北市迪化街一段162號	(02) 2553-3715
連晟有限公司	台北市迪化街一段266號	(02) 2553-8566
怡源國藥號	台北市富民路145巷15弄52號	(02) 2309-5449
進興堂蔘茸行	台北市歸綏街281號	(02) 2553-8968
信榮蔘茸行	台北市民生西路370號	(02) 2571-7080
姚德和青草號	台北市民樂街55號	(02) 2558-5389
正道行藥膳坊	台北縣新莊市五工三路70巷28號	(02) 2299-1500
裕成藥行	桃園市縣府路240號	(03) 334-4066
吉昌中藥行	中壢市五族街137號	(03) 494-1193
中正蔘藥行	宜蘭縣羅東鎮中正路55號	(03) 954-3525
民生堂中藥房	宜蘭縣羅東鎮和平路41號	(03) 954-2907
仁昌中藥行	宜蘭縣羅東鎮和平路89號	(03) 954-2301
同仁堂藥房	宜蘭縣羅東鎮長春路7號	(03) 954-2779
同億中藥行	宜蘭縣羅東鎮中正南路141號	(03) 956-7223
弘發藥行	苗栗市至公路6巷2號	(037) 356-256
達生藥行	台中市美村路一段253號	(04) 2302-1059
天仁堂蔘藥行	台中縣大里市塗城路777號	(04) 2492-5805
得鼎中藥行	台中縣大里市益民路一段183號	(04) 2482-9579
德記藥行	彰化市南瑤路392號	(047) 222-657
大德藥行	雲林縣斗六市太平路22號	(055) 322-684
久代貿易有限公司	雲林縣斗南鎮忠義街57號	(055) 961-119
順仁藥行	嘉義縣民雄鄉建國路三段236-31號	(05) 221-5766
久順藥行	台南市文南二街4號	(06) 264-5965
福春藥行	台南縣佳里鎮勝利路135號	(06) 722-1346
晉源藥行	高雄市三民區松江街337號	(07) 313-9988
民生藥行	高雄縣鳳山市三民路86號	(07) 746-0129

大都會文化圖書目錄

●度小月系列

路邊攤賺大錢【搶錢篇】	280 元	路邊攤賺大錢 2【奇蹟篇】	280 元
路邊攤賺大錢 3【致富篇】	280 元	路邊攤賺大錢 4【飾品配件篇】	280 元
路邊攤賺大錢 5【清涼美食篇】	280 元	路邊攤賺大錢 6【異國美食篇】	280 元
路邊攤賺大錢 7【元氣早餐篇】	280 元	路邊攤賺大錢 8【養生進補篇】	280 元
路邊攤賺大錢 9【加盟篇】	280 元	路邊攤賺大錢 10【中部搶錢篇】	280 元
路邊攤賺大錢 11【賺翻篇】	280 元	路邊攤賺大錢 12【大排長龍篇】	280 元
路邊攤賺大錢 13【人氣推薦篇】	280 元		

● DIY 系列

路邊攤美食 DIY	220 元	嚴選台灣小吃 DIY	220 元
路邊攤超人氣小吃 DIY	220 元	路邊攤紅不讓美食 DIY	220 元
路邊攤流行冰品 DIY	220 元	路邊攤排隊美食 DIY	220 元
把健康吃進肚子— 40 道輕食料理 easy 做	250 元		

●流行瘋系列

跟著偶像 FUN 韓假	260 元	女人百分百—男人心中的最愛	180 元
哈利波特魔法學院	160 元	韓式愛美大作戰	240 元
下一個偶像就是你	180 元	芙蓉美人泡澡術	220 元
Men 力四射—型男教戰手冊	250 元	男體使用手冊－ 35 歲[+]♂保健之道	250 元
想分手?這樣做就對了!	180 元		

●生活大師系列

遠離過敏—打造健康的居家環境	280 元	這樣泡澡最健康—紓壓·排毒·瘦身三部曲	220 元
兩岸用語快譯通	220 元	台灣珍奇廟—發財開運祈福路	280 元
魅力野溪溫泉大發見	260 元	寵愛你的肌膚—從手工香皂開始	260 元
舞動燭光—手工蠟燭的綺麗世界	280 元	空間也需要好味道—打造天然香氛的 68 個妙招	260 元
雞尾酒的微醺世界—調出你的私房 Lounge Bar 風情	250 元	野外泡湯趣—魅力野溪溫泉大發見	260 元
肌膚也需要放輕鬆—徜徉天然風的 43 項舒壓體驗	260 元	辦公室也能做瑜珈—上班族的紓壓活力操	220 元

別再說妳不懂車— 　男人不教的 Know How	249 元	一國兩字—兩岸用語快譯通	200 元
宅典	288 元	超省錢浪漫婚禮	250 元
旅行，從廟口開始	280 元		

●寵物當家系列

Smart 養狗寶典	380 元	Smart 養貓寶典	380 元
貓咪玩具魔法 DIY— 　讓牠快樂起舞的 55 種方法	220 元	愛犬造型魔法書—讓你的寶貝漂亮一下	260 元
漂亮寶貝在你家—寵物流行精品 DIY	220 元	我的陽光 · 我的寶貝—寵物真情物語	220 元
我家有隻麝香豬—養豬完全攻略	220 元	SMART 養狗寶典（平裝版）	250 元
生肖星座招財狗	200 元	SMART 養貓寶典（平裝版）	250 元
SMART 養兔寶典	280 元	熱帶魚寶典	350 元
Good Dog—聰明飼主的愛犬訓練手冊	250 元	愛犬特訓班	280 元
City Dog—時尚飼主的愛犬教養書	280 元	愛犬的美味健康煮	250 元
Know Your Dog—愛犬完全教養事典	320 元		

●人物誌系列

現代灰姑娘	199 元	黛安娜傳	360 元
船上的 365 天	360 元	優雅與狂野—威廉王子	260 元
走出城堡的王子	160 元	殞逝的英格蘭玫瑰	260 元
貝克漢與維多利亞—新皇族的真實人生	280 元	幸運的孩子—布希王朝的真實故事	250 元
瑪丹娜—流行天后的真實畫像	280 元	紅塵歲月—三毛的生命戀歌	250 元
風華再現—金庸傳	260 元	俠骨柔情—古龍的今生今世	250 元
她從海上來—張愛玲情愛傳奇	250 元	從間諜到總統—普丁傳奇	250 元
脫下斗篷的哈利—丹尼爾 · 雷德克里夫	220 元	蛻變—章子怡的成長紀實	260 元
強尼戴普— 　可以狂放叛逆，也可以柔情感性	280 元	棋聖 吳清源	280 元
華人十大富豪—他們背後的故事	250 元	世界十大富豪—他們背後的故事	250 元
誰是潘柳黛？	280 元		

●心靈特區系列

每一片刻都是重生	220 元	給大腦洗個澡	220 元
成功方與圓—改變一生的處世智慧	220 元	轉個彎路更寬	199 元
課本上學不到的 33 條人生經驗	149 元	絕對管用的 38 條職場致勝法則	149 元

從窮人進化到富人的 29 條處事智慧	149 元	成長三部曲	299 元
心態—成功的人就是和你不一樣	180 元	當成功遇見你—迎向陽光的信心與勇氣	180 元
改變，做對的事	180 元	智慧沙	199 元（原價 300 元）
課堂上學不到的 100 條人生經驗	199 元（原價 300 元）	不可不防的 13 種人	199 元（原價 300 元）
不可不知的職場叢林法則	199 元（原價 300 元）	打開心裡的門窗	200 元
不可不慎的面子問題	199 元（原價 300 元）	交心—別讓誤會成為拓展人脈的絆腳石	199 元
方圓道	199 元	12 天改變一生	199 元（原價 280 元）
氣度決定寬度	220 元	轉念—扭轉逆境的智慧	220 元
氣度決定寬度 2	220 元	逆轉勝—發現在逆境中成長的智慧	199 元（原價 300 元）
智慧沙 2	199 元	好心態，好自在	220 元
生活是一種態度	220 元	要做事，先做人	220 元
忍的智慧	220 元	交際是一種習慣	220 元

● SUCCESS 系列

七大狂銷戰略	220 元	打造一整年的好業績—店面經營的 72 堂課	200 元
超級記憶術—改變一生的學習方式	199 元	管理的鋼盔—商戰存活與突圍的 25 個必勝錦囊	200 元
搞什麼行銷—152 個商戰關鍵報告	220 元	精明人聰明人明白人—態度決定你的成敗	200 元
人脈＝錢脈—改變一生的人際關係經營術	180 元	週一清晨的領導課	160 元
搶救貧窮大作戰？48 條絕對法則	220 元	搜驚 · 搜精 · 搜金—從 Google 的致富傳奇中，你學到了什麼？	199 元
絕對中國製造的 58 個管理智慧	200 元	客人在哪裡？—決定你業績倍增的關鍵細節	200 元
殺出紅海—漂亮勝出的 104 個商戰奇謀	220 元	商戰奇謀 36 計—現代企業生存寶典 I	180 元
商戰奇謀 36 計—現代企業生存寶典 II	180 元	商戰奇謀 36 計—現代企業生存寶典 III	180 元
幸福家庭的理財計畫	250 元	巨賈定律—商戰奇謀 36 計	498 元
有錢真好！輕鬆理財的 10 種態度	200 元	創意決定優勢	180 元
我在華爾街的日子	220 元	贏在關係—勇闖職場的人際關係經營術	180 元
買單！一次就搞定的談判技巧	199 元（原價 300 元）	你在說什麼？—39 歲前一定要學會的 66 種溝通技巧	220 元
與失敗有約—13 張讓你遠離成功的入場券	220 元	職場 AQ—激化你的工作 DNA	220 元

智取—商場上一定要知道的 55 件事	220 元	鏢局—現代企業的江湖式生存	220 元
到中國開店正夯《餐飲休閒篇》	250 元	勝出！—抓住富人的 58 個黃金錦囊	220 元
搶賺人民幣的金雞母	250 元	創造價值—讓自己升值的 13 個秘訣	220 元
李嘉誠談做人做事做生意	220 元	超級記憶術（紀念版）	199 元
執行力—現代企業的江湖式生存	220 元	打造一整年的好業績—店面經營的 72 堂課	220 元
週一清晨的領導課（二版）	199 元	把生意做大	220 元
李嘉誠再談做人做事做生意	220 元	好感力—辦公室 C 咖出頭天的生存術	220 元
業務力—銷售天王 VS. 三天陣亡	220 元	人脈＝錢脈—改變一生的人際關係經營術（平裝紀念版）	199 元

●都會健康館系列

秋養生—二十四節氣養生經	220 元	春養生—二十四節氣養生經	220 元
夏養生—二十四節氣養生經	220 元	冬養生—二十四節氣養生經	220 元
春夏秋冬養生套書	699 元（原價 880 元）	寒天—0 卡路里的健康瘦身新主張	200 元
地中海纖體美人湯飲	220 元	居家急救百科	399 元（原價 550 元）
病由心生— 365 天的健康生活方式	220 元	輕盈食尚—健康腸道的排毒食方	220 元
樂活，慢活，愛生活—健康原味生活 501 種方式	250 元	24 節氣養生食方	250 元
24 節氣養生藥方	250 元	元氣生活—日の舒暢活力	180 元
元氣生活—夜の平靜作息	180 元	自療—馬悅凌教你管好自己的健康	250 元
居家急救百科（平裝）	299 元	秋養生—二十四節氣養生經	220 元
冬養生—二十四節氣養生經	220 元	春養生—二十四節氣養生經	220 元
夏養生—二十四節氣養生經	220 元	遠離過敏—打造健康的居家環境	280 元

● CHOICE 系列

入侵鹿耳門	280 元	蒲公英與我—聽我說說畫	220 元
入侵鹿耳門（新版）	199 元	舊時月色（上輯＋下輯）	各 180 元
清塘荷韻	280 元	飲食男女	200 元
梅朝榮品諸葛亮	280 元	老子的部落格	250 元
孔子的部落格	250 元	翡冷翠山居閒話	250 元
大智若愚	250 元	野草	250 元
清塘荷韻（二版）	280 元		

● FORTH 系列

印度流浪記—滌盡塵俗的心之旅	220 元	胡同面孔— 古都北京的人文旅行地圖	280 元

尋訪失落的香格里拉	240 元	今天不飛—空姐的私旅圖	220 元
紐西蘭奇異國	200 元	從古都到香格里拉	399 元
馬力歐帶你瘋台灣	250 元	瑪杜莎艷遇鮮境	180 元

●大旗藏史館

大清皇權遊戲	250 元	大清后妃傳奇	250 元
大清官宦沉浮	250 元	大清才子命運	250 元
開國大帝	220 元	圖說歷史故事—先秦	250 元
圖說歷史故事—秦漢魏晉南北朝	250 元	圖說歷史故事—隋唐五代兩宋	250 元
圖說歷史故事—元明清	250 元	中華歷代戰神	220 元
圖說歷史故事全集	880 元（原價 1000 元）	人類簡史—我們這三百萬年	280 元

●大都會運動館

野外求生寶典—活命的必要裝備與技能	260 元	攀岩寶典— 安全攀登的入門技巧與實用裝備	260 元
風浪板寶典— 駕馭的駕馭的入門指南與技術提升	260 元	登山車寶典— 鐵馬騎士的駕馭技術與實用裝備	260 元
馬術寶典—騎乘要訣與馬匹照護	350 元		

●大都會休閒館

賭城大贏家—逢賭必勝祕訣大揭露	240 元	旅遊達人— 行遍天下的 109 個 Do & Don't	250 元
萬國旗之旅—輕鬆成為世界通	240 元	智慧博奕—賭城大贏家	280 元

●大都會手作館

樂活，從手作香皂開始	220 元	Home Spa & Bath — 玩美女人肌膚的水嫩體驗	250 元
愛犬的宅生活— 50 種私房手作雜貨	250 元	Candles 的異想世界—不思議の手作蠟燭 魔法書	280 元

●世界風華館

環球國家地理 · 歐洲（黃金典藏版）	250 元	環球國家地理 · 亞洲 · 大洋洲 （黃金典藏版）	250 元
環球國家地理 · 非洲 · 美洲 · 兩極 （黃金典藏版）	250 元	中國國家地理 · 華北 · 華東 （黃金典藏版）	250 元

中國國家地理 · 中南 · 西南 （黃金典藏版）	250 元	中國國家地理 · 東北 · 西東 · 港澳 （黃金典藏版）	250 元
中國最美的 96 個度假天堂	250 元		

● BEST 系列

人脈＝錢脈—改變一生的人際關係經營術 （典藏精裝版）	199 元	超級記憶術—改變一生的學習方式	220 元

● STORY 系列

失聯的飛行員— 　一封來自 30,000 英呎高空的信	220 元	Oh, My God! — 　阿波羅的倫敦愛情故事	280 元
國家寶藏 1—天國謎墓	199 元	國家寶藏 2—天國謎墓 II	199 元

● FOCUS 系列

中國誠信報告	250 元	中國誠信的背後	250 元
誠信—中國誠信報告	250 元	龍行天下—中國製造未來十年新格局	250 元
金融海嘯中，那些人與事	280 元	世紀大審—從權力之巔到階下之囚	250 元

● 禮物書系列

印象花園 梵谷	160 元	印象花園 莫內	160 元
印象花園 高更	160 元	印象花園 竇加	160 元
印象花園 雷諾瓦	160 元	印象花園 大衛	160 元
印象花園 畢卡索	160 元	印象花園 達文西	160 元
印象花園 米開朗基羅	160 元	印象花園 拉斐爾	160 元
印象花園 林布蘭特	160 元	印象花園 米勒	160 元
絮語說相思 情有獨鍾	200 元		

● 精緻生活系列

女人窺心事	120 元	另類費洛蒙	180 元
花落	180 元		

● CITY MALL 系列

別懷疑！我就是馬克大夫	200 元	愛情詭話	170 元
唉呀！真尷尬	200 元	就是要賴在演藝	180 元

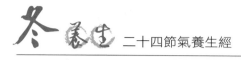 二十四節氣養生經

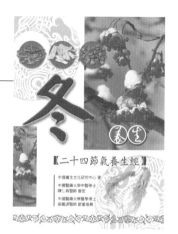

作　　者	中國養生文化研究中心
審　　定	陳仁典醫師
發 行 人	林敬彬
主　　編	楊安瑜
責任編輯	林子尹
美術編輯	翔美堂 設計
封面設計	翔美堂 設計

出　　版	大都會文化 行政院新聞局北市業字第89號
發　　行	大都會文化事業有限公司
	110台北市信義區基隆路一段432號4樓之9
	讀者服務專線：（02）27235216
	讀者服務傳真：（02）27235220
	電子郵件信箱：metro@ms21.hinet.net

郵政劃撥	14050529大都會文化事業有限公司
出版日期	2009年11月二版第一刷
定　　價	220 元
Ｉ Ｓ Ｂ Ｎ	978-986-6846-52-6
書　　號	Health+ 19

Chiese (complex) copyright © 2009 by
Metropolitan Culture Enterprise Co., Ltd.
4F-9,Double Hero Bldg., 432, Keelung Rd., Sec. 1,
TAIPEI 110, TAIWAN
Tel：+886-2-2723-5216　Fax：+886-2-2723-5220
e-mail：metro@ms21.hinet.net

Printed in Taiwan

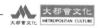 大都會文化
METROPOLITAN CULTURE

國家圖書館出版品預行編目資料

冬養生：二十四節氣養生經 /
中國養生文化研究中心作.
-- 二版. -- 臺北市：大都會文化, 2008. 12
面；　公分. -- (都會健康館；19)
ISBN 978-986-6846-52-6 (平裝)
1. 養生　2.健康法　3.節氣
411-1　　　　　　　　　　　　97021357

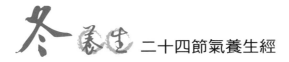

二十四節氣養生經

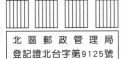

北 區 郵 政 管 理 局
登記證北台字第9125號
免 貼 郵 票

大都會文化事業有限公司
讀者服務部收

110 台北市基隆路一段432號4樓之9

寄回這張服務卡(免貼郵票)
您可以：
　◎不定期收到最新出版訊息
　◎參加各項回饋優惠活動

大都會文化 讀者服務卡

書名：冬養生──二十四節氣養生經

謝謝您選擇了這本書！期待您的支持與建議，讓我們能有更多聯繫與互動的機會。
日後您將可不定期收到本公司的新書資訊及特惠活動訊息。

A. 您在何時購得本書：＿＿＿年＿＿＿月＿＿＿日

B. 您在何處購得本書：書店，位於＿＿＿＿＿＿＿（市、縣）

C. 您從哪裡得知本書的消息：1.□書店 2.□報章雜誌 3.□電台活動 4.□網路資訊
　　5.□書籤宣傳品等 6.□親友介紹 7.□書評 8.□其他

D. 您購買本書的動機：（可複選）1.□對主題或內容感興趣 2.□工作需要 3.□生活需要
　　4.□自我進修 5.□內容為流行熱門話題 6.□其他＿＿＿＿＿＿＿＿＿＿＿＿＿＿＿＿

E. 您最喜歡本書的（可複選）：1.□內容題材 2.□字體大小 3.□翻譯文筆 4.□封面
　　5.□編排方式 6.□其他

F. 您認為本書的封面：1.□非常出色 2.□普通 3.□毫不起眼 4.□其他＿＿＿＿＿＿＿

G. 您認為本書的編排：1.□非常出色 2.□普通 3.□毫不起眼 4.□其他＿＿＿＿＿＿＿

H. 您通常以哪些方式購書：（可複選）1.□逛書店 2.□書展 3.□劃撥郵購 4.□團體訂購
　　5.□網路購書 6.□其他＿＿＿＿＿＿＿＿＿＿

I. 您希望我們出版哪類書籍：（可複選）
　　1.□旅遊 2.□流行文化 3.□生活休閒 4.□美容保養 5.□散文小品
　　6.□科學新知 7.□藝術音樂 8.□致富理財 9.□工商企管 10.□科幻推理
　　11.□史哲類 12.□勵志傳記 13.□電影小說 14.□語言學習（＿＿＿語）
　　15.□幽默諧趣 16.□其他＿＿＿＿＿＿＿＿＿＿＿＿＿＿＿＿＿＿＿

J. 您對本書（系）的建議：＿＿＿＿＿＿＿＿＿＿＿＿＿＿＿＿＿＿＿＿＿＿＿＿
　　＿＿＿＿＿＿＿＿＿＿＿＿＿＿＿＿＿＿＿＿＿＿＿＿＿＿＿＿＿＿＿＿＿＿

K. 您對本出版社的建議：＿＿＿＿＿＿＿＿＿＿＿＿＿＿＿＿＿＿＿＿＿＿＿＿
　　＿＿＿＿＿＿＿＿＿＿＿＿＿＿＿＿＿＿＿＿＿＿＿＿＿＿＿＿＿＿＿＿＿＿

讀者小檔案

姓名：＿＿＿＿＿＿＿＿＿性別：□男 □女　　　生日：＿＿＿年＿＿＿月＿＿＿日

年齡：□20歲以下 □21～30歲 □31～40歲 □41～50歲 □51歲以上

職業：1.□學生 2.□軍公教 3.□大眾傳播 4.□服務業 5.□金融業 6.□製造業
　　　7.□資訊業 8.□自由業 9.□家管 10.□退休 11.□其他＿＿＿＿＿＿＿＿

學歷：□國小或以下 □國中 □高中／高職 □大學／大專 □研究所以上

通訊地址＿＿＿＿＿＿＿＿＿＿＿＿＿＿＿＿＿＿＿＿＿＿＿＿＿＿＿＿＿＿＿

電話：（H）＿＿＿＿＿＿＿＿＿（O）＿＿＿＿＿＿＿＿傳真：＿＿＿＿＿＿＿＿

行動電話：＿＿＿＿＿＿＿＿＿ E-Mail：＿＿＿＿＿＿＿＿＿＿＿＿＿

如果您願意收到本公司最新圖書資訊或電子報，請留下您的E-Mail地址。